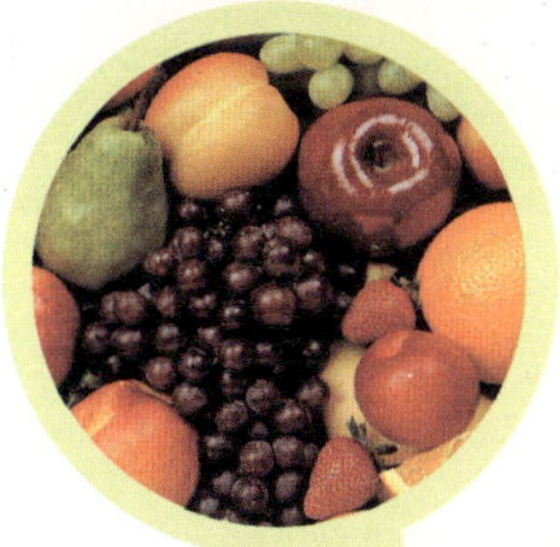

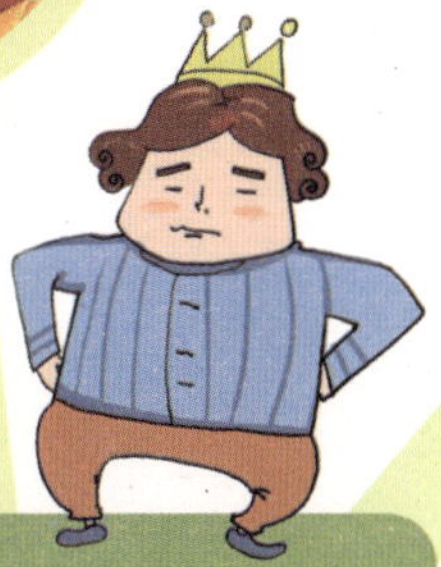

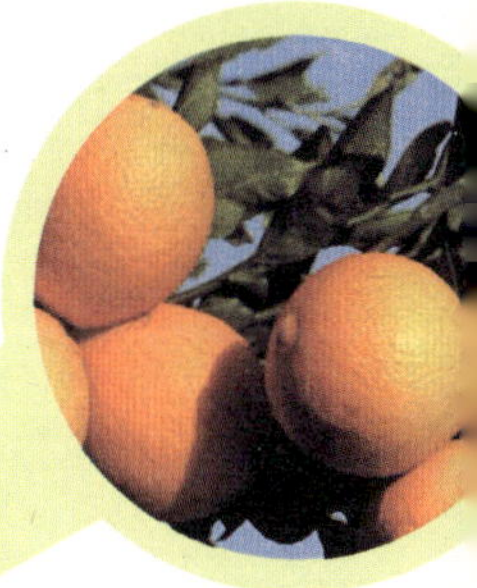

植物
创造奇迹

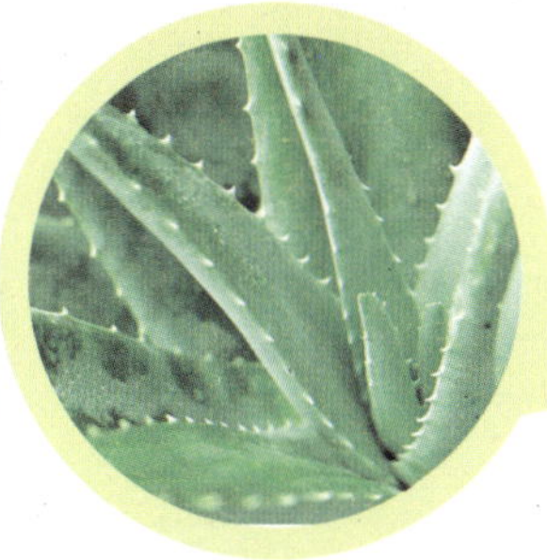

韩微微 编著

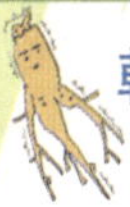

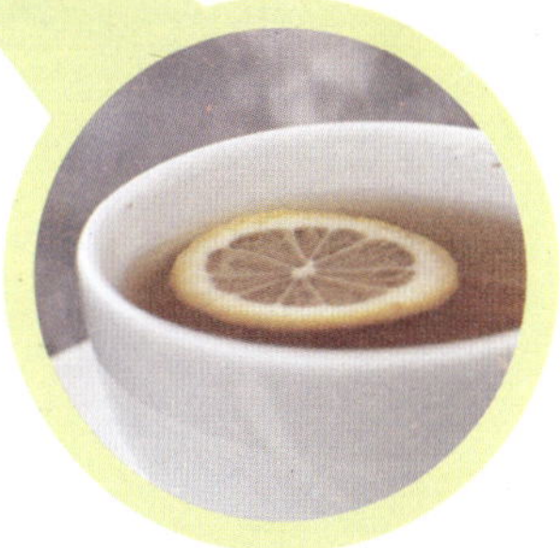

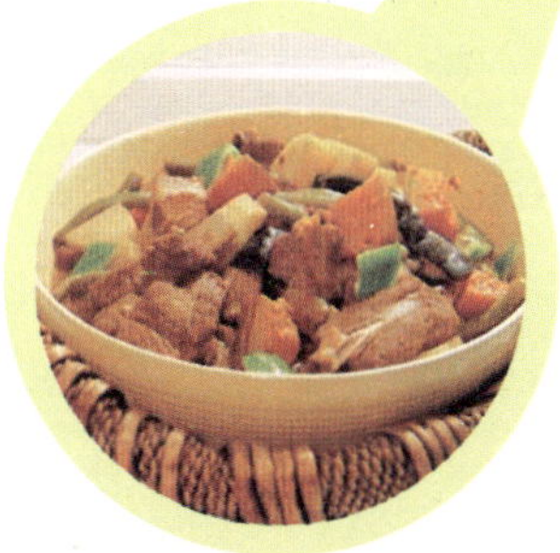

哈尔滨出版社
HARBIN PUBLISHING HOUSE

图书在版编目(CIP)数据

植物创造奇迹/韩微微编著. —哈尔滨:哈尔滨出版社,2012.1
ISBN 978-7-5484-0729-4

Ⅰ.①植… Ⅱ.①韩… Ⅲ.①食用植物-食品营养 Ⅳ.①R151.3

中国版本图书馆 CIP 数据核字(2011)第 183844 号

书　　名:植物创造奇迹

作　　者:韩微微　编著
责任编辑:刘　勇　富翔强
责任审校:陈大霞
装帧设计:恒润设计

出版发行:哈尔滨出版社(Harbin Publishing House)
社　　址:哈尔滨市香坊区泰山路 82-9 号　　邮编:150090
经　　销:全国新华书店
印　　刷:哈尔滨报达人印务有限公司
网　　址:www.hrbcbs.com　　www.mifengniao.com
E-mail:hrbcbs@yeah.net
编辑版权热线:(0451)87900272　87900273
邮购热线:4006900345　(0451)87900345　87900299
或登录蜜蜂鸟网站购买
销售热线:(0451)87900201　87900202　87900203

开　　本:880×1230　1/32　印张:5　字数:80 千字
版　　次:2012 年 1 月第 1 版
印　　次:2012 年 1 月第 1 次印刷
书　　号:ISBN 978-7-5484-0729-4
定　　价:25.00 元

凡购本社图书发现印装错误,请与本社印制部联系调换。
服务热线:(0451)87900278
本社法律顾问:黑龙江佳鹏律师事务所

目录

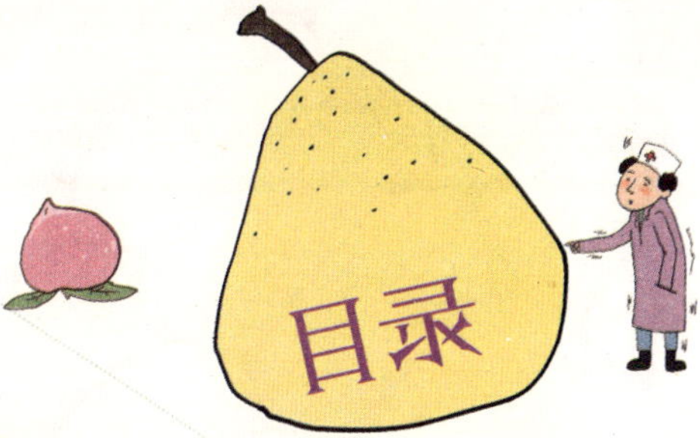

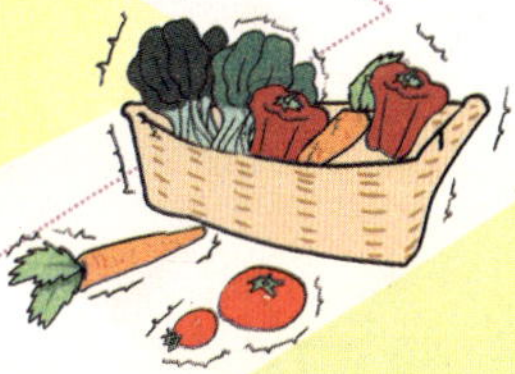

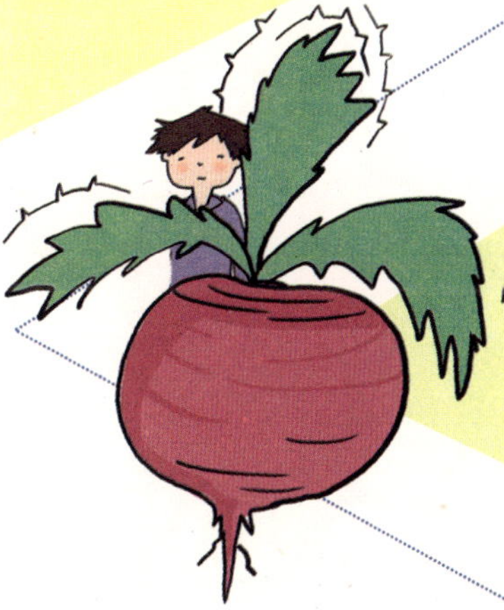

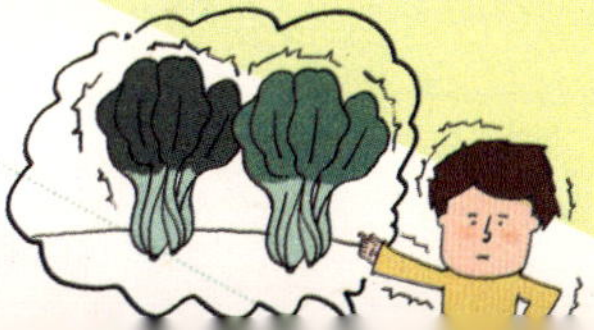

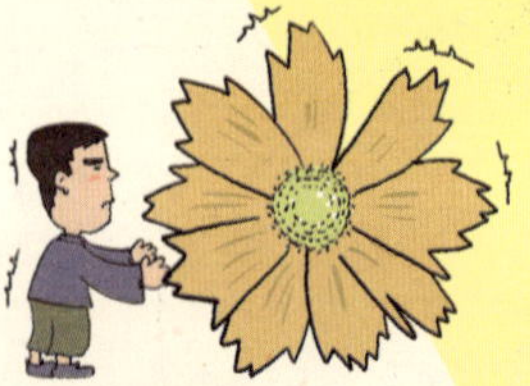

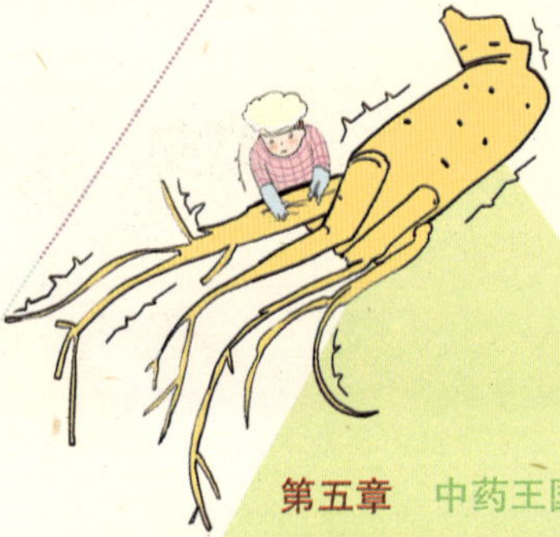

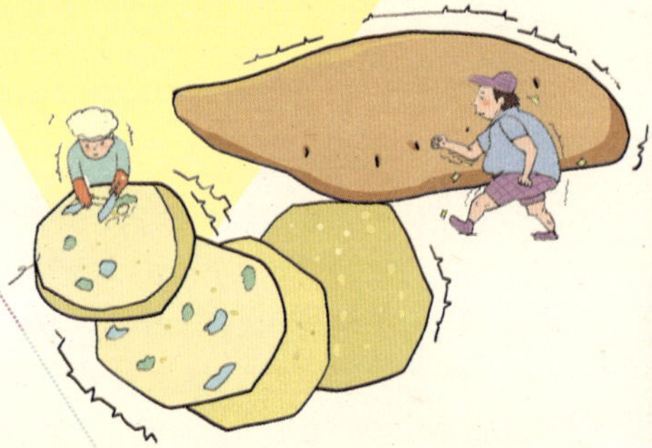

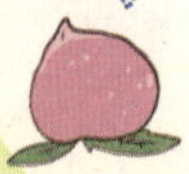

第一章

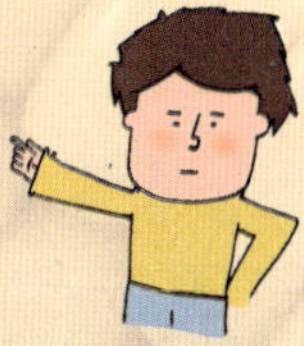

粮食作物总动员

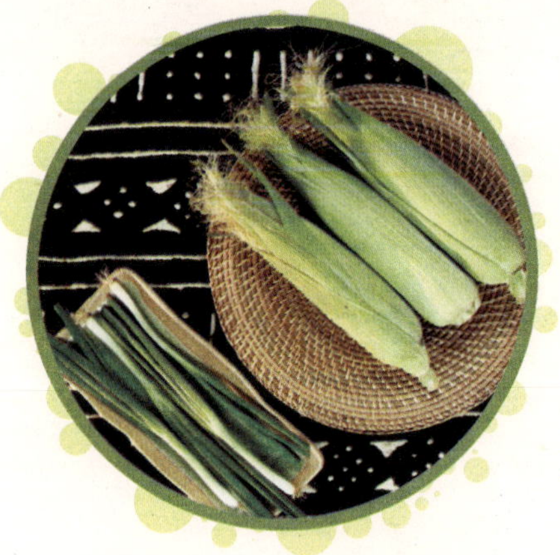

玉米的光辉一生

玉米，亦称玉蜀黍、苞米，属早熟禾本科玉蜀黍族一年生谷类植物，也是**全世界总产量最高**的粮食作物，籽粒可食。

商业等级主要根据籽粒的质地划分，分为马齿种、硬质种、粉质种、爆裂种及糯玉米、甜玉米等。籽粒顶端凹陷，是籽粒硬淀粉和软淀粉的干燥度不相等而致的。硬粒玉米含软淀粉少，干燥后顶端不凹陷；粉质玉米主要含软淀粉，粉质、易碾碎；**甜玉发皱、透明，**糖分不转化为淀粉；爆裂玉米是硬玉米的极端型，籽粒小而硬，不含软淀粉，加热时细胞内水分膨胀，籽粒爆裂。用优良自交系杂交可改良玉米类型。

玉米用于饲料、食物和工业原料，在许多地区作为主要食物，但营养价值低于其他谷物，蛋白质含量也低，并缺乏烟酸，若以玉米为主要食物则易患糙皮病。**玉米的谷蛋白含量低，**不适于制作面包。在拉丁美洲，玉米广泛用作不发酵的玉米饼。美国各地均食用玉米，做成煮（或烤）玉米棒子、奶油玉米片、玉米糁(在南方制成玉米粗粉)、玉米布丁、玉米糊、玉米粥、烤饼、玉米肉饼、爆玉米花、糕饼等各式食品。

营养价值

玉米是谷类饲料的主体，也是我国主要的能量饲料。玉米的适口性好，没有食用限制。其营养特性如下：

1.可利用能量高。玉米的代谢能是**谷类饲料中最高的，**这主要由于玉米中粗纤维很少，仅占2%；而无氮浸出物高达72%，且消化率可达90%；另一方面，玉米的粗脂肪含量高，在3.5%～4.5%之间。据研究测定，每100克玉米含热量106千卡，纤维素2.9克，蛋白质4.0克，脂肪1.2克，碳水化合物22.8克，另含矿物质元素和维生素等。玉米中还含有大量镁，镁可加强肠壁蠕动，促进机体废物

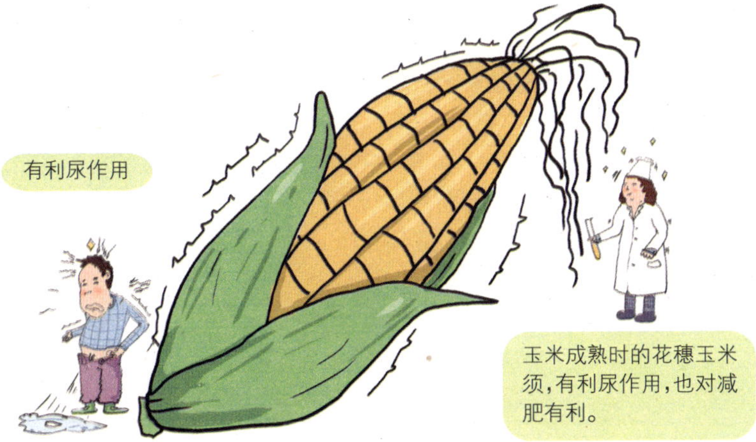

的排泄。玉米上述的成分与功能，对于减肥非常有利。玉米成熟时的花穗玉米须，有利尿作用，也对减肥有利。

玉米可煮汤代茶饮，也可粉碎后制作成玉米粉、玉米糕饼等。膨化后的玉米花体积很大，食后可消除肥胖者的饥饿感。由于食后含热量很低，因此也是减肥的代用品之一。

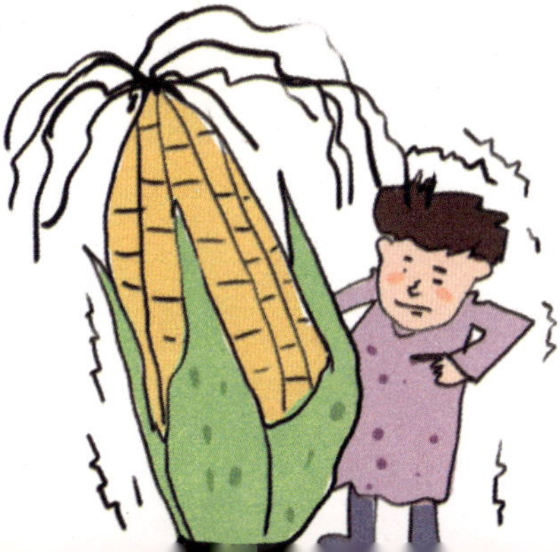

2.亚油酸含量较高。玉米的亚油酸含量达到2%，是谷类饲料中含量最高者。如果玉米在日粮中的配比达50%以上，仅玉米即可满足猪、鸡对亚油酸的需要量(1%)。

3. 蛋白质含量偏低，且品质欠佳。玉米的蛋白质含量约为8.6%，且氨基酸不平衡，赖氨酸、色氨酸和蛋氨酸的含量不足。

4.矿物质。矿物质约80%存在于胚部，磷约含0.25%，但其中约有63%的磷以植酸磷的形式存在，单胃动物的利用率很低。其他矿物元素的含量也较低。

5.维生素。脂溶性维生素中的维生素E较多，约为20毫克/千克，黄玉米中含有较多的胡萝卜素，维生素D和K几乎没有。水溶性维生素中含硫胺素较多，核黄素和烟酸的含量较少，且烟酸是以结合型存在的。

6.叶黄素。黄玉米中所含叶黄素平均为22毫克/千克，这是黄玉米的特点之一。

7.含有7种"抗衰剂"。负责这项研究的德国著名营养学家指出，在当今被证实的最有效的50多种营养保健物质中，玉米含有7种——钙、谷胱甘肽、维生素、镁、硒、维生素E和脂肪酸。研究人员指出，玉米含有的黄体素、玉米黄质可以对抗眼睛老化。此外，多吃玉米还能抑制抗癌药物对人体的副作用，刺激大脑细胞，增强人的脑力和记忆力。

饲用价值

1.鸡 玉米是鸡最重要的饲料原料，其能量高，最适于肉用仔鸡的肥育使用，而且黄玉米对蛋黄、爪、皮肤等有良好的着色效果。在鸡的配合饲料中，玉米的用量高达50%~70%。

2.猪 玉米养猪的效果也很好，但要避免过量使用，以防热能太高而使其背膘厚度增加。由于玉米中缺少赖氨酸，所以任何体重的猪在日粮中均应添加赖氨酸。

3.反刍动物 玉米适口性好，能量高，可大量用于牛的混合精料中，但最好与其他体积大的糠麸类饲料并用，以防积食和引起膨胀。

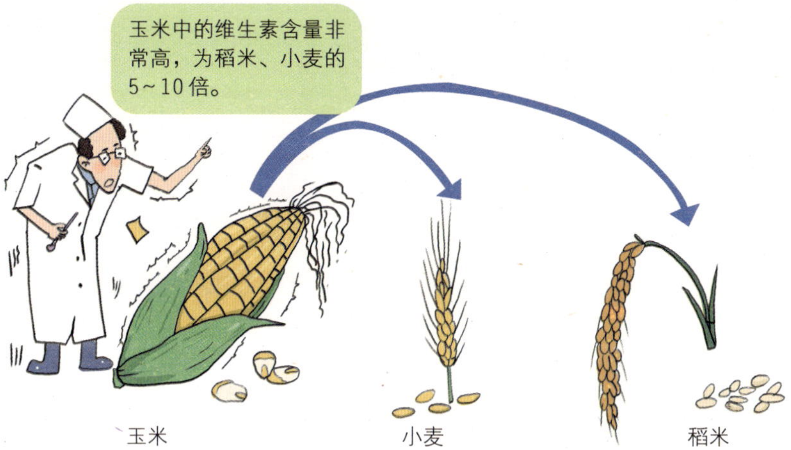

药　　用

玉米味甘、性平，具有调中开胃、益肺宁心、清湿热、利肝胆、延缓衰老等功能。

现代研究证实，玉米中含有丰富的不饱和脂肪酸，尤其是亚油酸的含量高达60%以上，它和玉米胚芽中的维生素E协同作用，可降低血液胆固醇浓度并防止其沉积于血管壁。因此，玉米对冠心病、动脉粥样硬化、高脂血症及高血压等都有一定的预防和治疗作用。维生素E还可促进人体细胞分裂，延缓衰老。玉米中还含有一种长寿因子——谷胱甘肽，它在硒的参与下，生成谷光甘肽氧化酶，具有恢复青春，延缓衰老的功能。玉米中含的硒和镁有防癌、抗癌作用，硒能加速体内过氧化物的分解，使恶性肿瘤得不到分子氧的供应而受到抑制。镁一方面能抑制癌细胞的发展，另一方面能促使体内废物排出体外，这对防癌也有重要意义。此外，其含有的谷氨酸有一定的健脑功能。

玉米可预防心脏病和癌症，在这项持续一年的研究中，专家们对玉米、稻米、小麦等多种主食，进行了营养价值和保健作用的各项指标对比。结果发现，玉米中的维生素含量非常高，为稻米、小麦的5～10倍。

同时，玉米中含有大量的营养保健物质也让专家们感到惊喜。除了含有碳水化合物、蛋白质、脂肪、胡萝卜素外，玉米中还含有B族维生素等营养物质。这些物质对预防心脏病、癌症等疾病有很大的好处。

研究还显示，特种玉米的营养价值要高于普通玉米。比如，甜玉米的蛋白质、植物油及维生素含量就比普通玉米高1~2倍；“生命元素”硒的含量则高8~10倍；其所含有的17种氨基酸中，有13

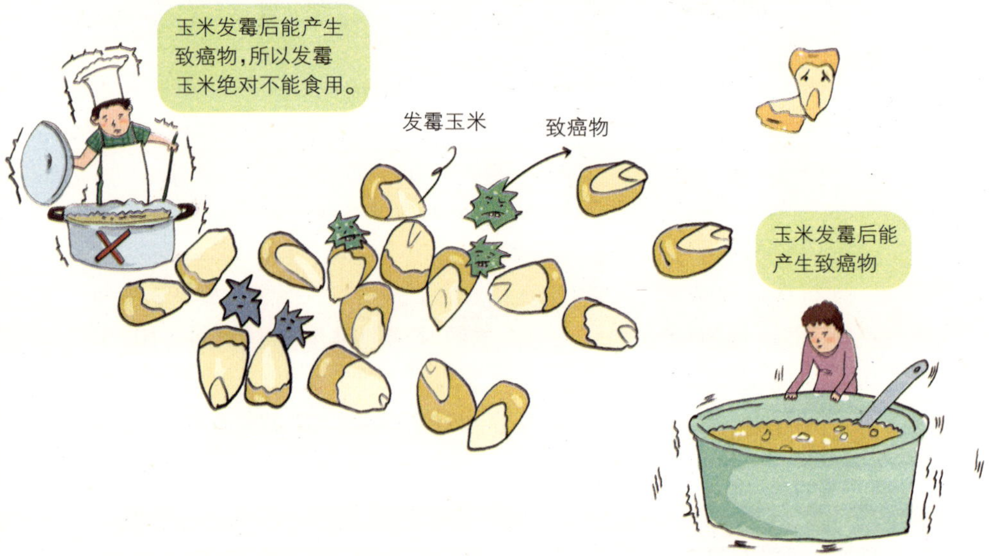

种高于普通玉米。此外，鲜玉米的水分、活性物、维生素等各种营养成分也比熟玉米高很多，因为在贮存过程中，玉米的营养物质含量会**快速下降**。

玉米中的维生素B_6、烟酸等成分，具有刺激胃肠蠕动、加速宿便排泄的特性，可防治便秘、肠炎、肠癌等。

玉米富含维生素C等，有长寿、美容的作用。玉米胚尖所含的营养物质有增强人体新陈代谢、调整神经系统的功能，可使皮肤细嫩光滑，抑制、延缓皱纹的产生。玉米有调中开胃及降血脂、降低血清胆固醇的功效。中美洲印第安人不易患高血压与他们主要食用玉米有关。

吃玉米时应把玉米粒的胚尖全部吃进，因为玉米的许多营养都集中在这里。玉米熟吃更佳，烹调尽管使玉米损失了部分维生素C，却获得了营养价值更高的抗氧化剂活性。

★玉米发霉后能产生致癌物，所以发霉玉米绝对不能食用。

食疗价值

玉米油富含多种不饱和脂肪酸的油脂，是一种胆固醇吸收的抑制剂，对降低血浆胆固醇和预防冠心病有一定作用。

[用途]用于脾胃不健、食欲不振、饮食减少；水湿停滞，小便不利或水肿；高血脂症、冠心病。

[用法]煎汤、煮食，或磨粉煮粥等。

[参考]

1.玉米茶：玉米30克，玉米须15克。加水适量，煎汤代茶饮。

玉米、玉米须均有利尿作用，以玉米须作用较强，故配伍应用。主要用于慢性肾炎、水肿、小便不利。

2.玉米糊：玉米粉30~60克，待水在锅中烧开后撒入，并搅匀成稀糊状，待煮熟时加入芝麻油、葱、姜、食盐调味食用。

本品有降低血脂的作用，可供高血脂症、高血压、冠心病患者服食。

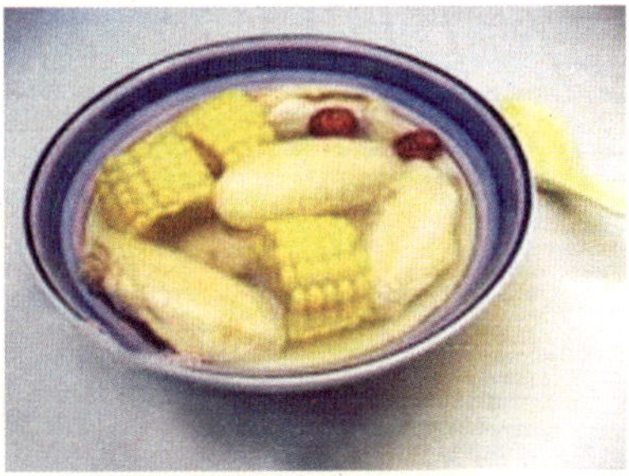

玉米怎么吃？

玉米烙

材料：听装玉米粒一罐、进口干生粉约30克。

调味料：糖或椒盐

制作方法：

1.打开罐头，倒出玉米粒，沥干水分。

2.用生粉拌匀。

3.锅烧热，倒入热油，玉米用手摊平。

4.锅放在火上，加少许热油，用手轻轻抖动并转动锅，使玉米饼凝固不粘锅。

5.再倒入一些热油，煎 5 ~ 6 分钟。

6.倒出油，这样玉米烙就煎好了。为了美观，可以改刀再装盘。（建议淋上一些奶酪，味道更香。）

玉米煎饼

[口味]：酥脆可口

[主料]：玉米面、面粉

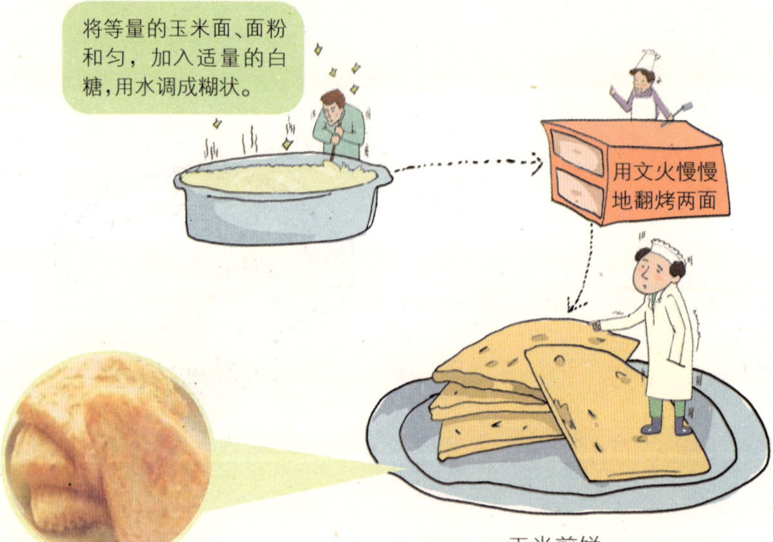

玉米煎饼

[调配料]:白糖

[制作过程]:将等量的玉米面、面粉和匀,加入适量的白糖,用水调成糊状,然后分几次放入平底锅内压成薄饼状,用文火慢慢地翻烤两面,待两面都煎烤至金黄色时即可食用。这种煎饼比用纯面粉做的更好吃,既酥脆又有玉米的甘香味。

玉米发糕

[口味]:松软可口

[主料]:细玉米面、面粉

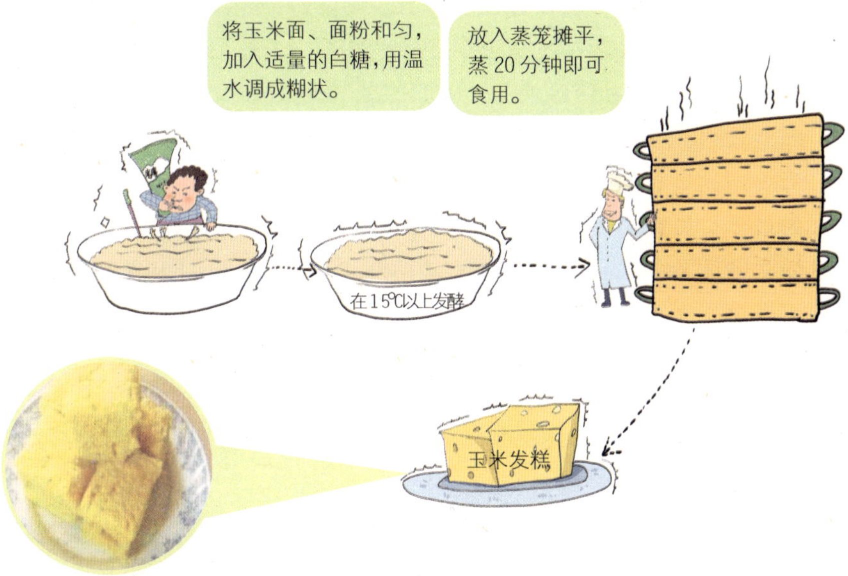

[调配料]:白糖

[制作过程]:将玉米面、面粉和匀,加入适量的白糖,用温水调成糊状,然后在15℃以上发酵后,打成糊状,放入蒸笼摊平,蒸20分钟即可食用。这种发糕松软可口,易消化,很受老年人喜爱。

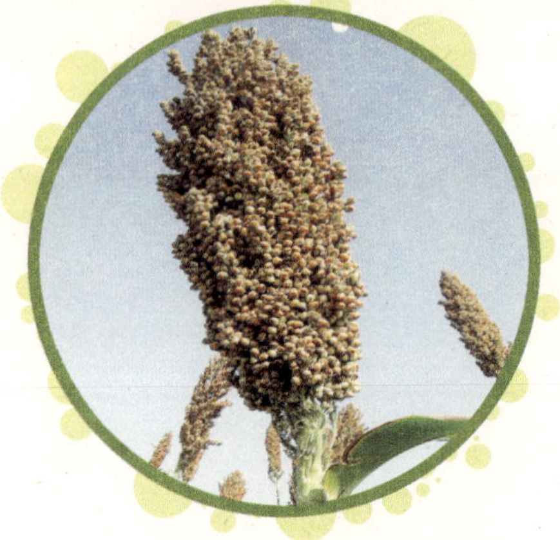

全身是宝的高粱

高粱，禾本科，高粱属，**一年生草本植物。**秆实心，中心有髓，分蘖或分枝。叶片似玉米，厚而窄，被蜡粉，平滑，中脉呈白色。圆锥花序，穗形有带状和锤状两类。颖果呈褐、橙、白或淡黄等色。种子卵圆形，微扁，质黏或不黏。性喜温暖，抗旱、耐涝。按性状及用途可分为食用高粱、糖用高粱、帚用高粱等类。**我国栽培较广，**以东北各地为最多。谷粒供食用、酿酒（高粱酒）或制饴糖。糖用高粱的秆可制糖浆或生食；帚用高粱的穗可制笤帚或炊帚；嫩叶阴干青贮，或晒干后可用于饲料；颖果能入药，能燥湿祛痰、宁心安神。

高粱的用途与生产意义

综合利用高粱的籽粒、花序、穗颈、茎秆，是我国高粱栽培的传统习惯。**高粱籽粒加工后即成为高粱米，**在我国、朝鲜、原苏联、印度及非洲等地皆为食粮。食用方法主要是直接煮饭食用或磨制成粉后再做成其他各种食品，比如面条、面鱼、面卷、煎饼、蒸糕、黏糕等。除食用外，高粱可制淀粉、制糖、酿酒和制酒精等。

⊙20 世纪 50 年代初，高粱籽粒曾是我国东北地区的主食。

⊙茅台酒、汾酒等名酒，主要以高粱为原料。

⊙甜高粱的茎秆含有大量的汁液和糖分，是近年来新兴的一种糖料作物、饲料作物和能源作物。

关于营养

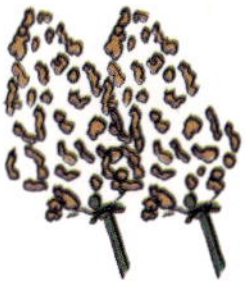

高粱的主要利用部位有籽粒、米糠、茎秆等。其中籽粒内的主要**养分含量为：**粗脂肪3%、粗蛋白8%~11%、粗纤维2%~3%、淀粉65%~70%。

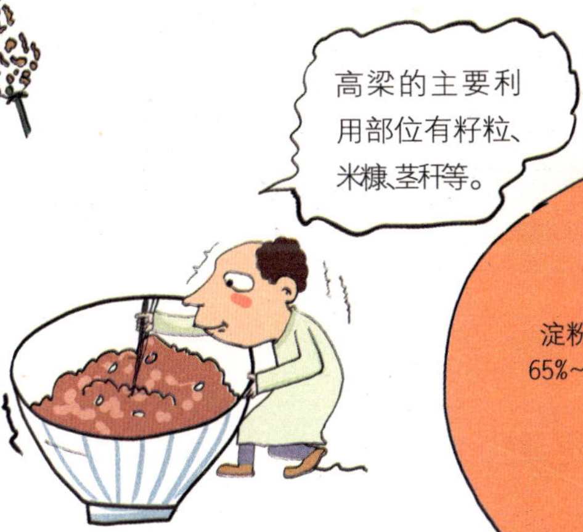

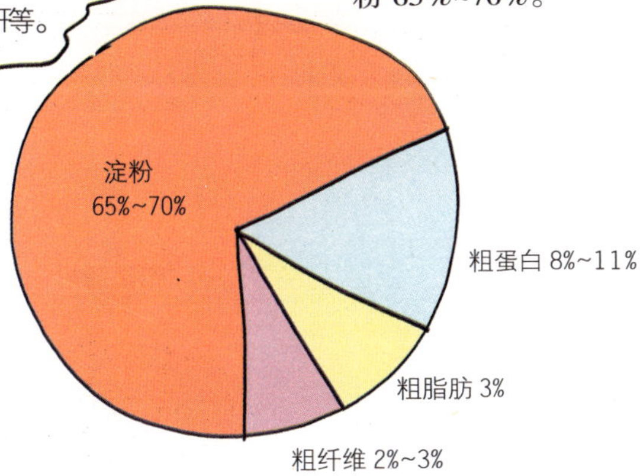

蛋白质在籽粒中的含量一般是9%~11%，其中约有0.28%的赖氨酸，0.11%的蛋氨酸，0.18%的胱氨酸，0.10%的色氨酸，0.37%的精氨酸，0.24%的组氨酸，1.42%的亮氨酸，0.56%的异亮氨酸，0.48%的苯丙氨酸，0.30%的苏氨酸，0.58%的缬氨酸。高粱籽粒中亮氨酸和缬氨酸的含量略高于玉米，而精氨酸的含量又略低于玉米。其他各种氨基酸的含量与玉米大致相等。

高粱蛋白质略高于玉米，同样品质不佳，缺乏赖氨酸和色氨酸，蛋白质消化率低，原因是高粱醇溶蛋白质的分子间交联较多，而且蛋白质与淀粉间存在很强的结合键，致使酶难以进入分解。

高粱加工的副产品中，**粗脂肪含量较高。**风干高粱糠的粗脂肪含量为9.5%左右，鲜高粱糠为8.6%左右。酒糟和醋渣中分别为4.2%和3.5%。籽粒中粗脂肪的含量较少，仅为3.6%左右，高粱秆和高粱壳中含量也较少。

无氮浸出物包括淀粉和糖类，是饲用高粱中的主要成分，也是畜禽的主要能量来源，饲用高粱中无氮浸出物的含量变化于17.4%~71.2%之间。高粱秆和高粱壳中的粗纤维较多，其含量分别为23.8%和26.4%左右。淀粉含量与玉米相当，但高粱淀粉颗粒受蛋白质覆

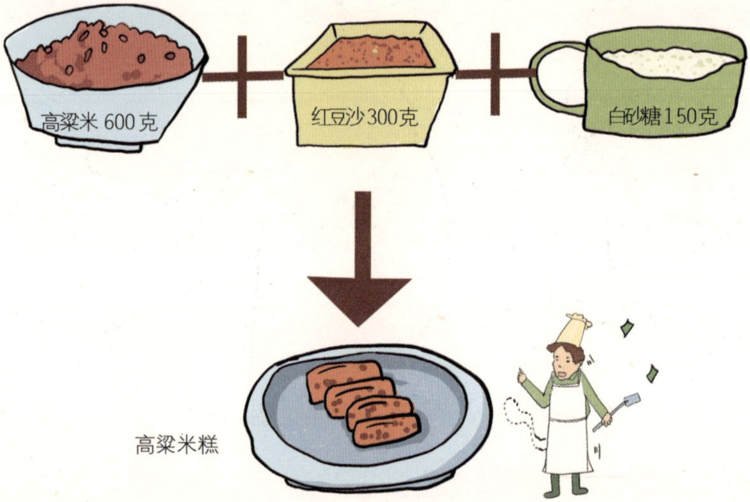

盖程度高，故淀粉的消化率低于玉米，有效能值相当于玉米的90%~95%。高粱秆和高粱壳的营养价值虽不及精料，但来源较多，价格低廉、能降低饲养成本。

维生素B_1、B_6含量与玉米相同，泛酸、烟酸、生物素含量多于玉米，但烟酸和生物素的利用率低。据中央卫生研究院(1957)分析，每千克高粱籽粒中含有维生素$B_1$1.4毫克，维生素$B_2$0.7毫克，烟酸6毫克。成熟前的高粱绿叶中粗蛋白质的含量约13.5%，维生素B_2的含量也较丰富。高粱的籽粒和茎叶中都含有一定数量的胡萝卜素，尤其是用于青饲或青贮时的含量较高。

单宁属水溶性多酚化合物，也称鞣酸或单宁酸。单宁具有强烈的苦涩味，影响适口性；单宁能与蛋白质和消化酶结合，影响蛋白质和氨基酸的利用率。

用途简介

营养成分：每 100 克红高粱米含水分 11.4 克，蛋白质 8.4 克，脂肪 2.7 克，碳水化合物 75.6 克，粗纤维 0.6 克，灰分 1.3 克，钙 7 毫克，磷 188 毫克，铁 4.1 毫克，维生素 $B_1$2.26 毫克，维生素 $B_2$0.09 毫克，烟酸 1.5 毫克。

性味：性温，味甘、涩。

功效：温中、利气、止泄、涩肠胃、止霍乱，适用于下痢及小便湿热不利。

食用方法

加工后的高粱面，能做成花样繁多、群众喜爱的食品，近年已成为迎宾待客的饭食。除食用外，高粱可制淀粉、制糖、酿酒、做醋等。

食用菜谱

高粱米粥

[材料]高粱米 50 克，冰糖适量。

[制作]煮高粱米为粥(高粱米需煮烂)，加入冰糖再煮，糖化后温服。

[功效]健脾益胃，生津止渴。

高粱米糕

[材料]高粱米 600 克，红豆沙 300 克，白砂糖 150 克。

[制作]1.将高粱米洗净，倒入适量清水，放入笼内蒸熟，备用。2.取两只瓷盘，取一半高粱米放入盘内铺平，用手压成二三厘米厚的片，剩下的高粱米放入另一盘内压好。3.将压好的高粱米扣在案板上，用刀抹平，再铺上厚薄均匀的豆沙馅，然后将另一半高粱米扣在豆沙馅上，再用刀抹平，食用时用刀切成菱形块，放入盘内，撒上糖，即可食用。

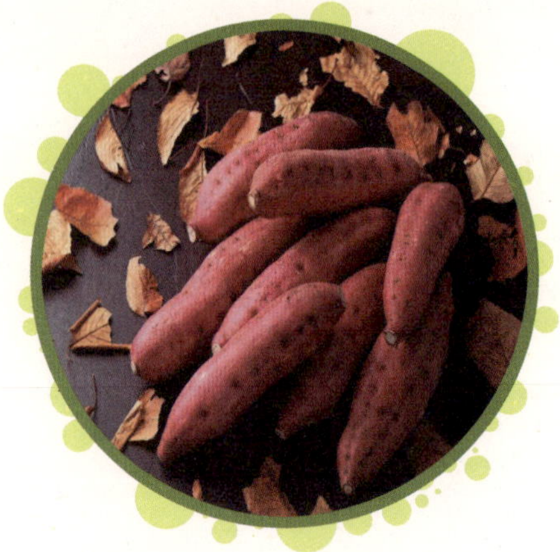

最佳蔬菜之冠——甘薯

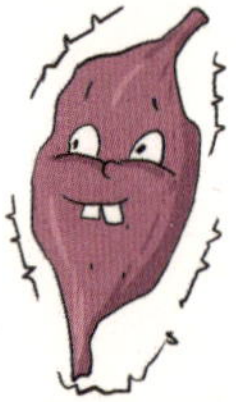

甘薯属旋花科，一年生或多年生蔓生草本植物。又名山芋、番薯、红薯、地瓜等，**因地区不同而有不同的名称。**甘薯是重要的蔬菜来源，块根可作粮食、饲料和工业原料，**作用广泛。**根据营养学家分析，甘薯平均生命力指数为 20.225，防病指数为 20.18，属于高值范围（根据《肠胃决定健康》统计）。

甘薯根可分为须根、柴根和块根 3 种形态。**须根呈纤维状，**有根毛，根系向纵深伸展，一般分布在 30 厘米土层内，深可超过 100 厘米，具有吸收水分和养分的功能；柴根粗约 1 厘米左右，长可达

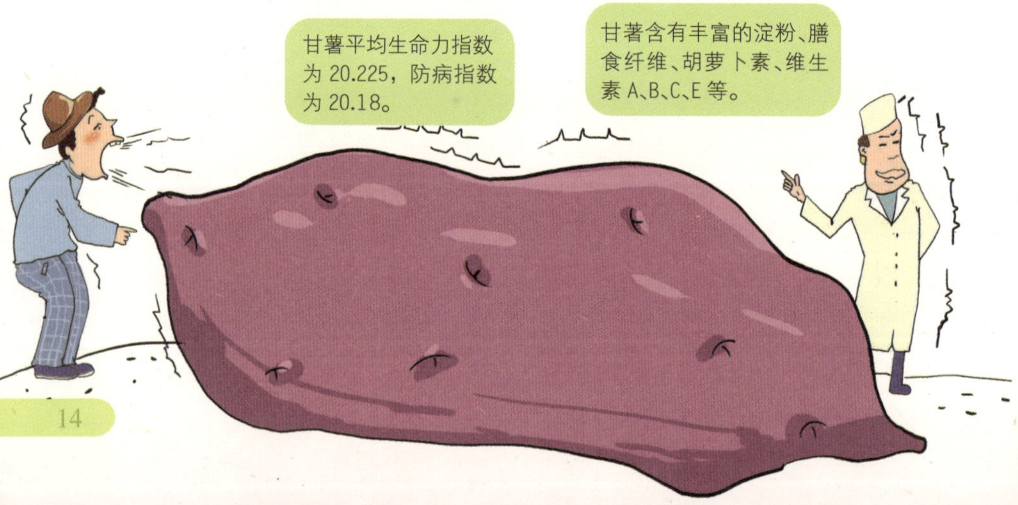

30～50厘米，是须根在生长过程中遇到土壤干旱、高温、通气不良等原因，以致发育不完全而形成的畸形肉质根，没有利用价值；块根是贮藏养分的器官，也是供食用的部分，分布在5～25厘米深的土层中，**先伸长后长粗**，其形状、大小、皮肉颜色等因品种、土壤和栽培条件不同而有差异，分为纺锤形、圆筒形、球形和块形等，皮色有白、黄、红、淡红、紫红等色，肉色可分为白、黄、淡黄、橘红或带有紫晕等。

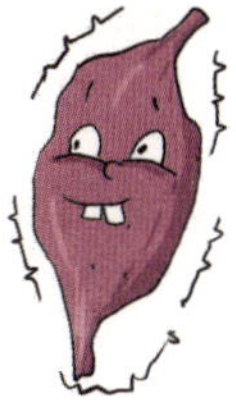

营养价值

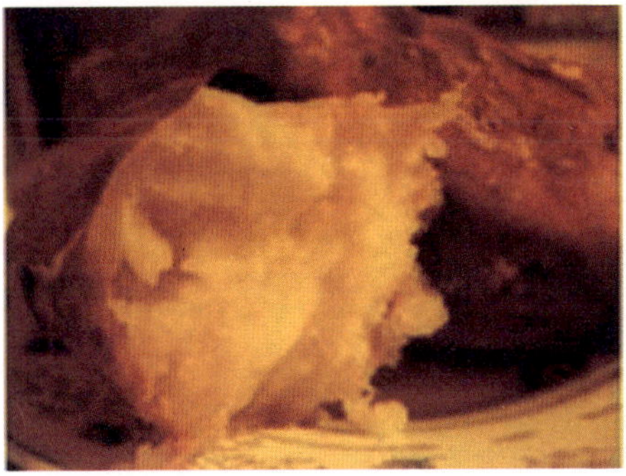

甘薯含有丰富的淀粉、膳食纤维、胡萝卜素、维生素A、B、C、E以及钾、铁、铜、硒、钙等10余种微量元素和亚油酸等，营养价值很高，被营养学家们称为营养最均衡的保健食品。这些物质能保持血管弹性，**对防治老年习惯性便秘十分有效。**遗憾的是，人们大都以为吃甘薯会使人发胖而不敢食用。其实恰恰相反，吃甘薯不仅不会发胖，反而能够减肥、健美、防止亚健康。每100克鲜甘薯仅含0.2克脂肪，产生99千卡热能，大概为大米的1/3，是很好的低脂肪、低热能食品，同时又能有效地阻止糖类变为脂肪，有利于减肥、健美。甘薯含有大量膳食纤维，在肠道内无法被消化吸收，能刺激肠道，增强蠕动，通便排毒，尤其对老年性便秘有较好的疗效。 吃甘薯时要注意一定要蒸熟煮透。食用甘薯不宜过量，中医诊断中的湿阻脾胃、气滞食积者应慎食。

甘薯叶，即秋天甘薯成熟后地上秧茎顶端的嫩叶。测试表明，每百克鲜甘薯叶含蛋白质2.28克、脂肪0.2克、糖4.1克、矿物质钾16毫克、铁2.3毫克、磷34毫克、胡萝卜素6.42毫克、维生素C

0.32毫克。将其与常见的蔬菜比较，矿物质与维生素的含量均属上乘，胡萝卜素含量甚至高过胡萝卜。因此，亚洲蔬菜研究中心已将甘薯叶列为高营养蔬菜品种，称其为“蔬菜皇后”。研究发现，甘薯叶有提高免疫力、止血、降糖、解毒、防治夜盲症等保健功能。经常食用有预防便秘、保护视力的作用，还能保持皮肤细腻、延缓衰老。近年，在欧美、日本、香港等地掀起了一股“甘薯叶热”。用甘薯叶制作的食品，甚至摆上了酒店、饭馆的餐桌。甘薯叶的吃法很多，这里略做介绍。

选取鲜嫩的叶尖，开水烫熟后，用香油、酱油、醋、辣椒油、芥末、姜汁等调料制成凉拌菜，其外观嫩绿，能令人胃口大开。还可将甘薯叶同肉丝一起爆炒，食之清香甘甜，别有风味。此外，还可将甘薯叶烧汤，或在熬粥时放入。日本市场有罐装腌制的甘薯叶小菜出售，我们也可加盐将其制成咸菜、小菜，供佐餐食用。

甘薯的不足之处是缺少**蛋白质和脂质**，但是今天人们生活富裕了，已经不再把甘薯作为主食，它缺少的营养物质完全可以通过其他膳食加以补充。比如，把牛奶和甘薯同时食用，因为牛奶中含有丰富的蛋白质和脂肪成分。

甘薯含有丰富的糖、蛋白质、纤维素和多种维生素营养，其中β－胡萝卜素、维生素E和维生素C尤其多。特别是甘薯含有丰富的赖氨酸，而大米、面粉恰恰缺乏赖氨酸。甘薯与米面混吃，可以得到更为全面的蛋白质补充。就总体营养而言，甘薯可谓是粮食和蔬菜中的佼佼者。欧美人赞它是“第二面包”，苏联科学家说它是未来的“宇航食品”，法国人称它是当之无愧的“高级保健食品”。

吃甘薯要讲科学，否则吃后难以消化，还会出现腹胀、烧心、打嗝、泛酸、排气等不适感。

甘薯一定要蒸熟煮透。一是因为甘薯中淀粉的细胞膜不经高温破坏，难以消化；二是甘薯中的“气化酶”不经高温破坏，吃后会产生不适感。

孩子应该在秋天常吃甘薯，这样可以预防秋燥，但不要吃太多。

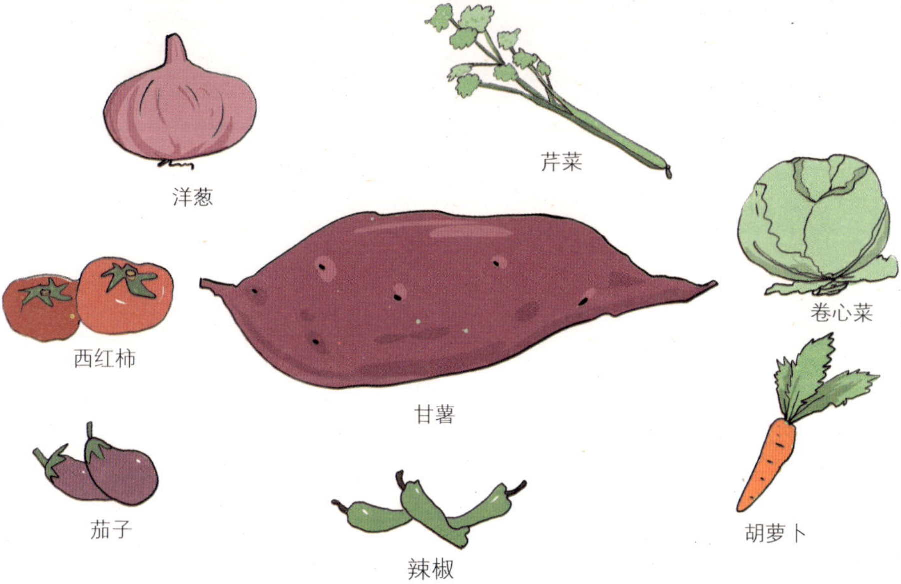

抗癌功效

最近，我国医学工作者对广西西部的百岁老人之乡进行调查后发现，此地的长寿老人有一个共同的特点，就是习惯每日食甘薯，甚至**将其作为主食。**

无独有偶，日本国家癌症研究中心最近公布的 20 种抗癌蔬菜“排行榜”为：甘薯、芦笋、花椰菜、卷心菜、西兰花、芹菜、茄子、辣椒、胡萝卜、黄金花椰菜、油菜、苤蓝、芥末、芥子菜、西红柿、小松菜、洋葱、大蒜、青瓜等，其中**甘薯名列榜首。**日本医生通过对 26 万人的饮食调查发现，熟甘薯的抑癌率（98.7%）[illegible]高于生甘薯（94.4%）。美国费城医院也从甘薯中提取出一种活性物质——去雄酮，它能有效地抑制结肠癌和乳腺癌的发生。

《金薯传习录》说甘薯有 **6 种药用价值：**治痢疾和泻泄；治酒积和热泻；治湿热和黄疸；治遗精和白浊；治血虚和月经失调；治小儿疳积。《陆川本草》说，甘薯能生津止渴，治热病口渴。

甘薯含有大量不易被消化酵素破坏的纤维素和果胶，能刺激消化液分泌及肠胃蠕动，从而起到**通便作用。**另外，它含量丰富的β－胡萝卜素是一种有效的抗氧化剂，有助于清除体内的自由基。

美国生物学家从甘薯中分离出一种叫 DHEA（即脱氢表雄酮）的活性物质。他将这种物质注入用于培养癌细胞而喂养的白鼠体内，结果发现这些小白鼠比一般的白鼠寿命延长了 1/3。

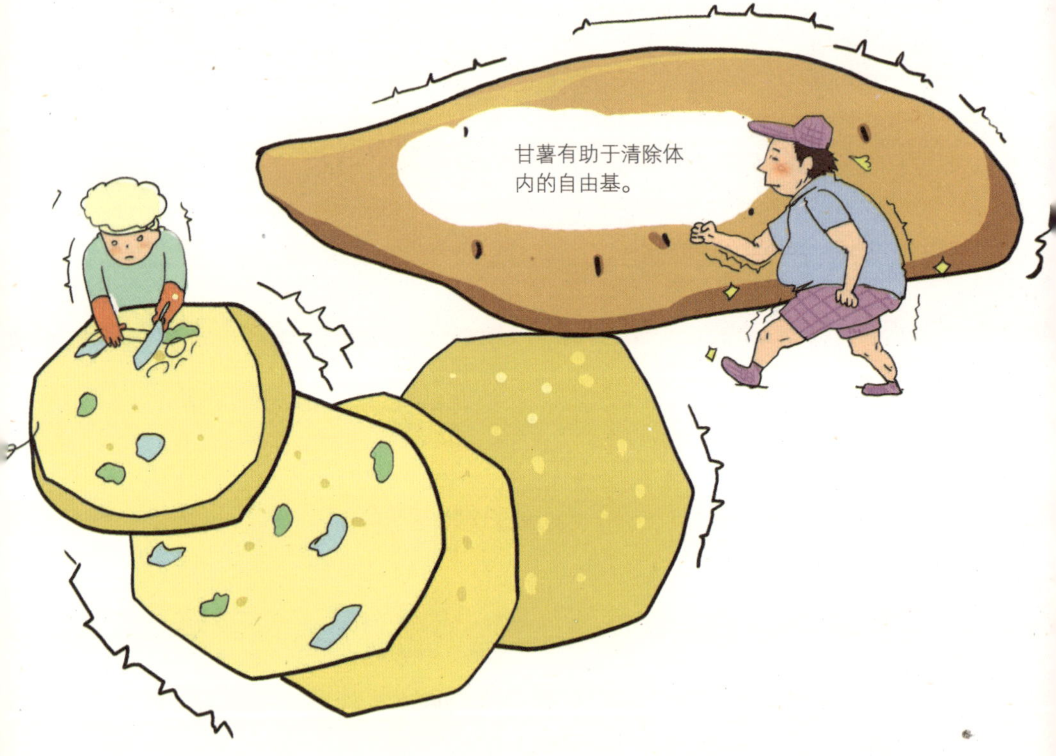

甘薯含有的营养价值很高，是世界卫生组织评选出来的“十大最佳蔬菜”之冠。但要注意，**甘薯吃起来也有讲究。**

甘薯和柿子不宜在短时间内同时食用，如果食量多的情况下，应该至少相隔五小时以上。如果同时食用，甘薯中的糖分在胃内发酵，会使胃酸分泌增多，和柿子中的鞣质、果胶反应发生沉淀凝聚，产生硬块，量多严重时可使肠胃出血或造成胃溃疡。如果感觉胃部不适，一定要去医院做胃镜，看看是否有胃出血或胃溃疡。

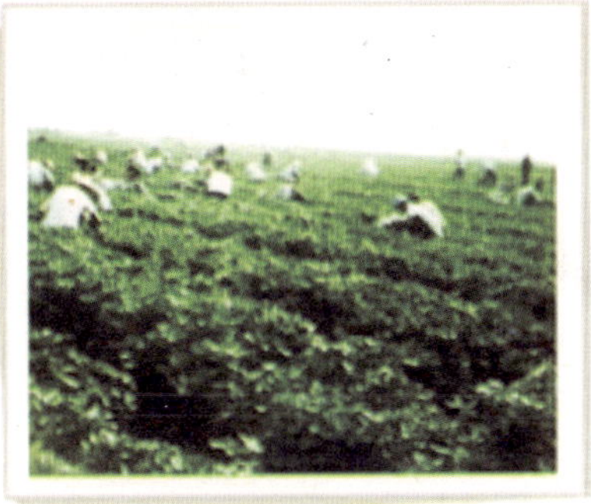

甘薯何时吃对身体最好

甘薯缺少蛋白质和脂质，因此要搭配蔬菜、水果及蛋白质食物一起吃，才不会营养失衡。最重要的是，甘薯最好在午餐这个黄金时段吃。这是因为我们吃完甘薯后，其中所含的钙质需要在人体内经过 4～5 小时进行吸收，而下午的日光照射正好可以促进钙的吸收。这种情况下，在午餐时吃甘薯，钙质可以在晚餐前全部被吸收，不会影响晚餐时对其他食物中的钙吸收。

久置的甘薯为何比新挖的甘薯甜

甘薯放久了，水分会减少很多，皮上起了皱纹。水分的减少对于甜度的提高有很大的影响，原因有两个：一是水分蒸发减少，相对增加了甘薯中糖的浓度；二是在放置的过程中，水参与了甘薯内淀粉的水解反应，淀粉水解变成了糖，这样使甘薯内的糖分增多起来。因此，我们感到放置久的甘薯比新挖出土的甘薯要甜。

甘薯的药用

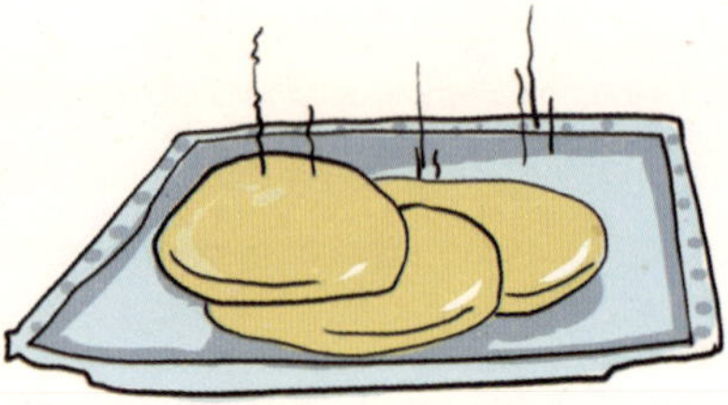

1.甘薯煮食,可治热黄疸。在采用此饮食疗法的同时,患者应到医院诊治,以免延误对重症的治疗。

2.甘薯叶 250 克,加油、盐炒熟,一次吃完,一天两次,可治便秘。

3.将生甘薯叶捣烂,调红糖,贴腹脐,可治大小便不通。

4.干甘薯藤适量,水煎服,可治消渴。

5.每天早晚用甘薯粉调服,可治遗精、淋浊。

6.新鲜甘薯叶 90~120 克,水煮服,可治小儿疳积、夜盲。

相关科学研究

食物纤维,对于现代人来说**显得尤为宝贵。**医学研究证实,缺乏具有通便作用的食物纤维,可诱发各种生活习惯病和大肠癌。甘薯经过蒸煮后,部分淀粉发生变化,与生食相比可增加 40%左右的

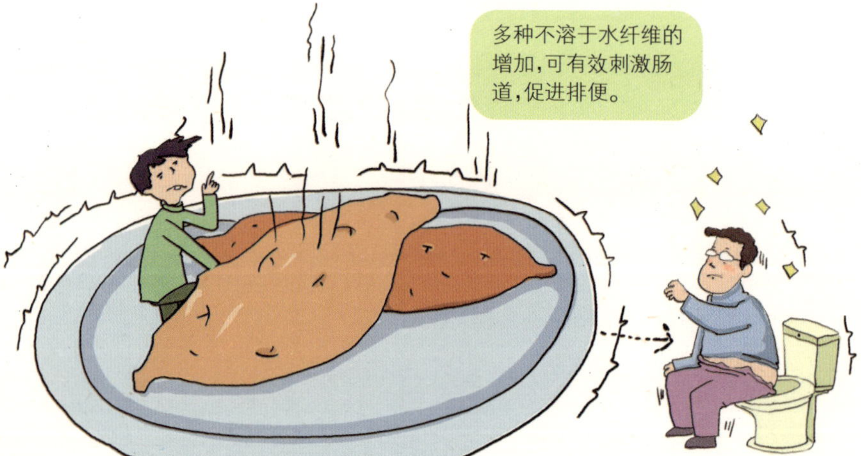

食物纤维。多种不溶于水纤维的增加，可有效刺激肠道，促进排便。

人们在切甘薯时会发现，从皮下会渗出一种白色液体。这种白色液体中的紫茉莉“甘弋”，具有缓下作用。食物纤维与紫茉莉“甘弋”的作用相加，使得甘薯的通便作用具有不急不缓的良好效果。

现代医学研究表明，甘薯具有消除活性氧的作用。活性氧，是诱发癌症、衰老和动脉硬化的原因之一。

甘薯制作食谱举例

甘薯娃娃

甘薯甜，芝麻香，娃娃有趣，制作简单，孩子们好喜欢呀！大家快试试吧！

材料：

甘薯，炒熟的黑芝麻

做法：

1.甘薯洗净去皮，切成1厘米厚的片，平铺在盘子上，盖保鲜膜，放入微波炉高火5分钟。也可以放入锅中蒸熟。

2.将熟透的甘薯放入塑料袋中，趁热用手揉成泥。要戴隔热手套或用湿毛巾垫着，很烫的。

3.将甘薯泥搓成一个个小圆球。

4.用2粒黑芝麻粘在小球上当眼睛，1粒当嘴巴，就成1个小人头了，再在头顶的位置粘一些黑芝麻做头发，这样，一个可爱的小娃娃头就完成了。

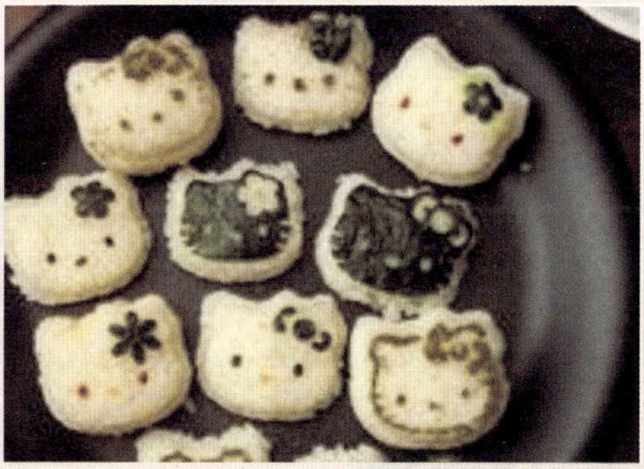

用同样的方法也可以将甘薯换成米饭，做出可爱的饭团娃娃。

营养：大多数黄红色蔬菜如胡萝卜、甘薯、南瓜、番茄等维生素A的含量均较高，维生素 A 可以促进骨骼和牙齿的发育，保护眼睛和视力，增强抗病能力；膳食纤维可以吸收水分，软化大便，促进排便；芝麻可以补虚、养血、润肠，大便困难的孩子尤宜多食。

咸味甘薯饭

材料：甘薯1 斤、米半斤、葱屑 2 大匙、油 1 匙、盐 1/2 大匙。

烹调步骤：

1.将甘薯洗净、切成块状，沥干水分；

2.在炒锅里加入油，把甘薯放在锅里翻炒,加入盐；

3.再加入适当的水，然后把米饭倒在甘薯上，小火焖熟即可。

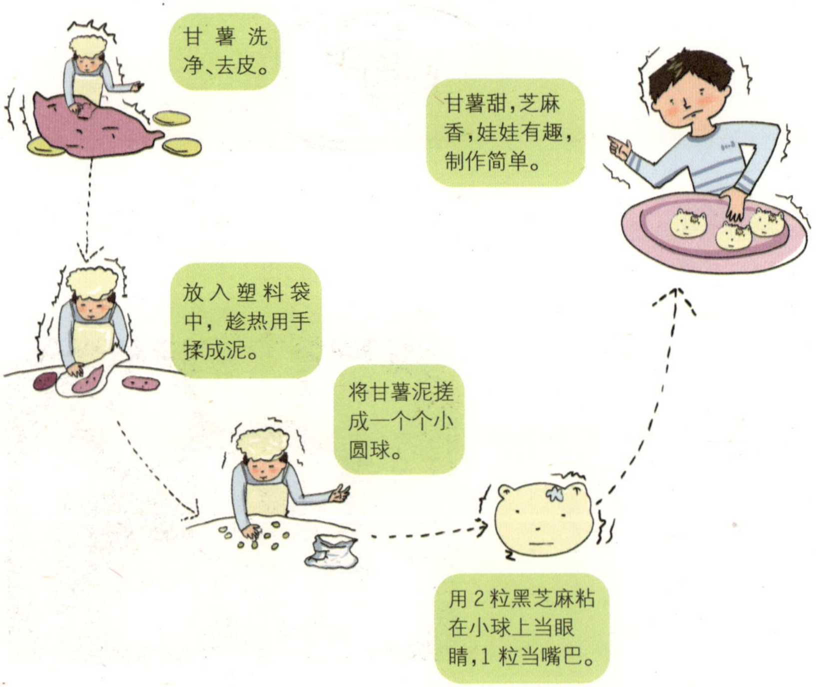

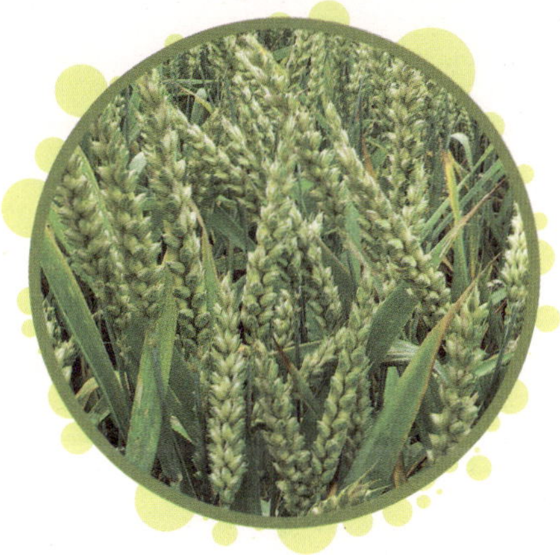

分布最广的小麦

小麦是小麦属植物的统称，是一种在世界各地广泛种植的禾本科植物，起源于中东地区，于公元前 2 600 年从古伊朗经海路传入中国，首先在胶东半岛种植。小麦是世界上总产量第二的粮食作物，仅次于玉米，而稻米则排名第三。小麦的颖果是人类的主食之一，磨成面粉后可制作面包、馒头、饼干、蛋糕、面条、油条、油饼、火烧、烧饼、煎饼、水饺、煎饺、包子、馄饨、蛋卷、方便面、年糕、意式面食等食物；发酵后可制成啤酒、酒精、伏特加。

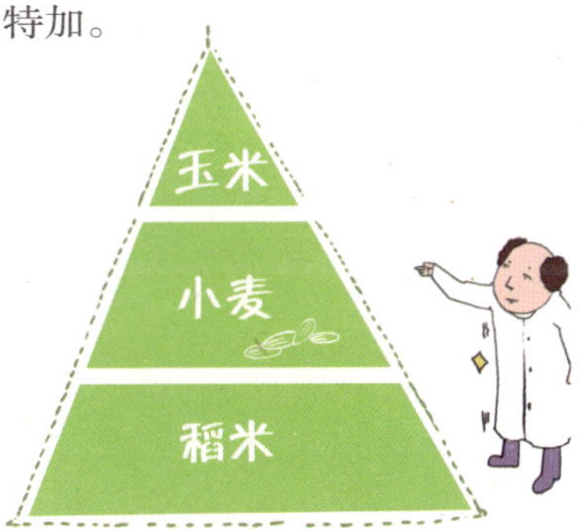

世界粮食作物总产量排名

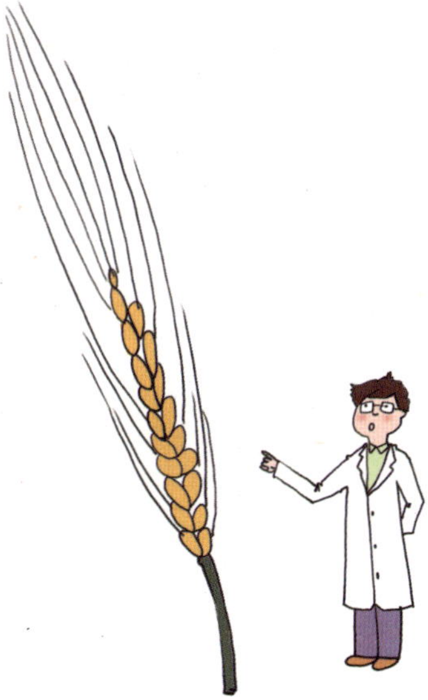

营养价值

小麦富含淀粉、蛋白质、脂肪、矿物质、钙、铁、维生素 B_1、维生素 B_2、烟酸及维生素 A 等。因品种和环境条件不同,其营养成分的差别也较大。从蛋白质的含量看,生长在大陆性干旱气候区的麦粒质硬而透明,含蛋白质较高,达 14%～20%,面筋强而有弹性,适宜烤面包;生于潮湿条件下的麦粒含蛋白质 8%～10%,麦粒软,面筋差,可见地理气候对产物形成过程的影响是十分重要的。面粉除供人们食用外,仅少量用来生产淀粉、酒精、面筋等,加工后副产品均为牲畜的优质饲料。

药用价值

【中药名】小麦(《神农本草经集注》)

【别名】浮小麦

【入药部分】秋季采收果穗,晾晒,打下果实,除去杂质,取成熟果实(小麦)、未成熟果实(浮小麦),晒干备用。

【药材鉴别】

性状——颖果长圆形,两端略尖,长至 6 毫米,直径 1.5～2.5 毫米。表面浅黄棕色或黄色,稍皱缩,腹面中央有一纵行深沟,顶端具黄白色柔毛。质硬,断面白色,粉性。气弱,味淡。

鉴别——颖果横切面:果皮与种皮愈合。果皮表皮细胞一列,壁较厚,平周壁尤甚;果皮中层细胞数列,壁较厚;横细胞一列,与果皮表皮及中层细胞垂直交错排列,有纹孔;有时在横细胞层下可见管细胞。种皮棕黄色,细胞颓废皱缩,内为珠心残余,细胞类方形,隐约可见层状纹理。内胚乳最外层为糊粉层,其余为富含淀粉粒的薄壁细胞。

果实粉末白色,有黄棕色果皮小片。主要特征包括:淀粉粒主要为扁平的圆形、椭圆形或圆三角状,直径 30～40 微米,侧面观呈双透镜状、贝壳状，宽 11～19 微米，两端稍尖或钝圆，脐点裂缝状，复粒少数，由 2～4 或多分粒组成。横细胞成片，细长柱形，长 38～232 微米，直径 6～21 微米，壁含珠状增厚。果皮表皮细胞类长方形或长多角形，长 64～216 微米，直径 16～42 微米，壁念珠状增厚。

【化学成分】种子含淀粉 53%～70%，蛋白质约 11%，糖类 2%～7%，糊精 2%～10%，脂肪约 1.6%，粗纤维约 2%。脂肪油主要为油酸、亚油酸、棕榈酸、硬脂酸的甘油酯。尚含少量谷甾醇、卵磷脂、尿囊素、精氨酸、淀粉酶、麦芽糖酶、蛋白质酶及微量维生素等。麦胚含植物凝集素。

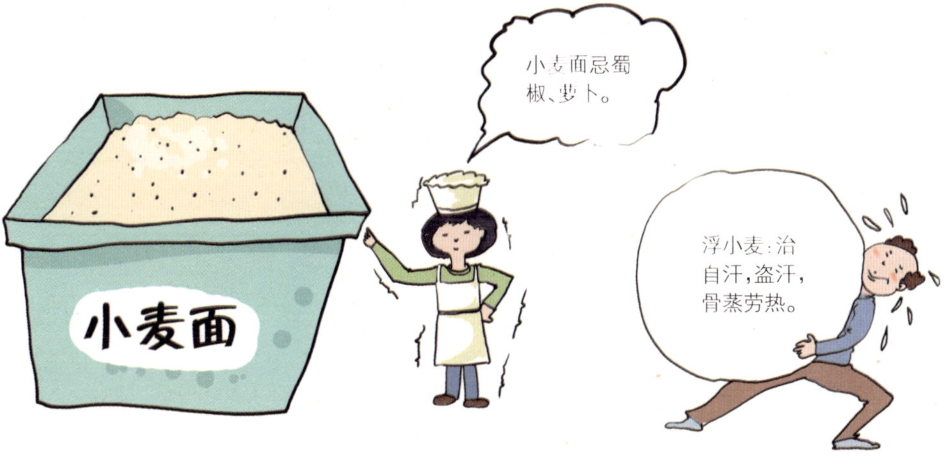

【性味功能】中药味甘，性凉。小麦：养心，安神，除烦；浮小麦：益气，除热，止汗。

【主治】小麦：治心神不宁，失眠，妇女脏躁，烦躁不安，精神抑郁，悲伤欲哭。浮小麦：治自汗，盗汗，骨蒸劳热。

【用量用法】小麦 30 ~ 60 克，水煎服；外用小麦面适量，调敷烫火伤处。

【宜忌】小麦面忌蜀椒、萝卜。

食疗价值

适合人群：所有人都可以食用。

适用量：每餐 100 克。

小麦品质：主要包括以下参数——1.出粉率;2.面粉灰分；3.面粉白度;4.容重;5.蛋白质含量;6.面筋含量;7.沉降值;8.降落值;9.面团流变学特性;10.烘焙品质和蒸煮品质。

温馨提示：存放时间适当长些的面粉比新磨的面粉的品质好，民间有“麦吃陈，米吃新”的说法。面粉与大米搭配着吃最好。

[用法]煎汤，或煮粥服。

[附方]

1.甘麦大枣汤：甘草 10 克，大麦 10 克，大枣 30 克。加水煎汤服。

源于《金匮要略》。方中小麦养心阴而安心神；甘草和中缓急；大枣补益中气，并润脏躁。三药合用，甘润滋养，有养心安神、和中缓急之效。用于思虑过度，心阴受损，脏阴不足所致的脏躁，症见精神恍惚，时常悲伤欲哭，心中烦乱，睡眠不安。精神病、更年期综合征，或神经衰弱，属于心阴不足者也可应用。

2.小麦粥：小麦 30~60 克。加水煮成稀粥，分 2~3 次食用。

源于《食医心镜》。此用小麦“除热止渴”之功。用于烦热消渴、口干。

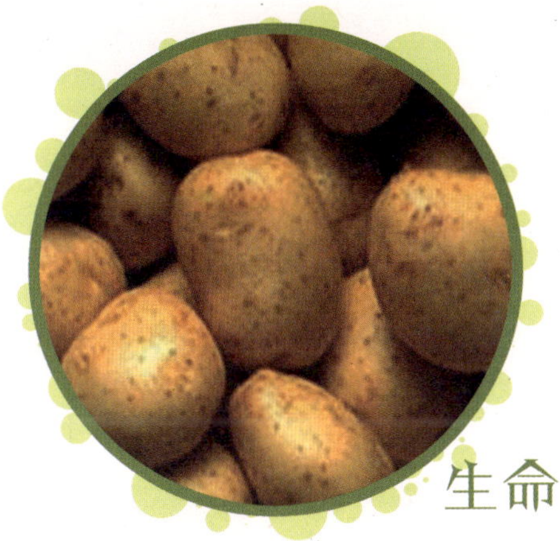

生命力超强的马铃薯

马铃薯属多年生草本植物，但以一年生或一年两季栽培。地下块茎呈圆、卵、椭圆等形，有芽眼，皮红、黄、白或紫色。地上茎呈棱形，有毛。奇数羽状复叶。聚伞花序顶生，花白、红或紫色。浆果球形，绿或紫褐色。种子肾形，黄色。多用块茎繁殖。可入药。根据营养专家分析，马铃薯生命力指数为 8.6，证明对生命力的提高有效；防病指数为126.67，属于高指数范围。马铃薯为茄科茄属，其块茎可供食用，是重要的粮食、蔬菜兼用作物。

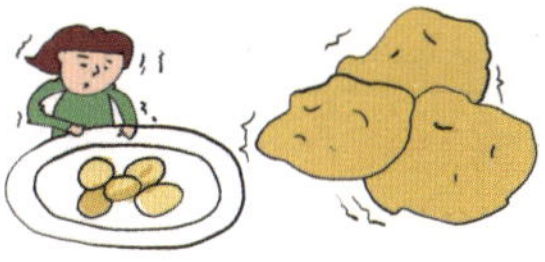

马铃薯防病指数为 126.67。

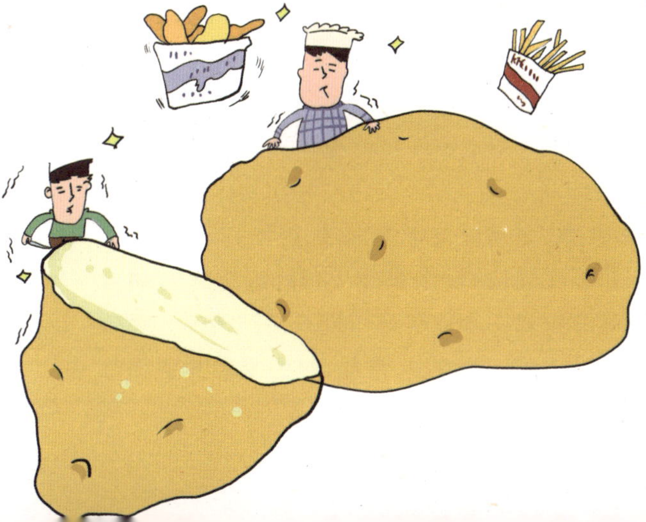

营养成分

马铃薯具有很高的营养价值和药用价值。一般新鲜的马铃薯中所含成分为：淀粉 9% ~ 20%，蛋白质 1.5% ~ 2.3%，脂肪 0.1% ~ 1.1%，粗纤维 0.6% ~ 0.8%。

100 克马铃薯中所含的营养成分为：热量 66 ~ 113 焦耳，钙 11 ~ 60 毫克，磷 15 ~ 68 毫克，铁 0.4 ~ 4.8 毫克，维生素 $B_1$0.03 ~ 0.07 毫克，维生素 $B_2$0.03 ~ 0.11 毫克，烟酸 0.4 ~ 1.1 毫克。

除此以外，马铃薯块茎还含有禾谷类粮食所没有的胡萝卜素和抗坏血酸。从营养角度来看，它比大米、面粉具有更多的优点，能供给人体大量的热能，可称为"十全十美的食物"。人只靠马铃薯和全脂牛奶就足以维持生命和健康。因为马铃薯的营养成分非常全面，营养结构也较合理，只是蛋白质、钙和维生素 A 的含量稍低；而这正好用全脂牛奶来补充。

马铃薯含有大量碳水化合物，同时含有蛋白质、矿物质（磷、钙等）、维生素等。可以作为主食，也可以作为蔬菜食用，或做辅助食品如薯条、薯片等，也用来制作淀粉、粉丝等，还可以酿造酒或作为牲畜的饲料。

马铃薯含有一些有毒的生物碱，主要是茄碱和毛壳霉碱，但一般经过 170℃的高温烹调，有毒物质就会分解。野生的马铃薯毒性较高，茄碱中毒会导致头痛、腹泻、抽搐、昏迷，甚至会导致死亡。但一般栽培的马铃薯毒性很低，很少有马铃薯中毒事件发生。栽培马铃薯一般含生物碱低于 0.2 毫克 / 克，一般超过 200 毫克才会导致中毒现象，相当于一次吃掉 1.4 千克生马铃薯。马铃薯储存时如果暴露在光线下会变绿，同时有毒物质会增加；发芽马铃薯芽眼部分变紫也会使有毒物质积累，容易发生中毒事件，食用时要注意。

新膳食指南建议，每人每周应食薯类 5 次左右，每次摄入 50 ~ 100 克。每 100 克马铃薯含钾高达 300 毫克，是 20 多种经常食用的蔬菜、水果中含钾最多的。日本一个研究发现，每周吃 5~6 个马铃薯，可使中风几率下降40%。

放开肚皮吃马铃薯也不会胖。超重，是摄入能量过多所致。如何吃掉肥胖？最好的方法是：多吃低能量食物。蛋白质、脂肪、糖可在细胞内氧化产生能量，供生命活动之需。其中，脂肪每克产能9千卡；而糖、蛋白质每克产能均为4千卡。所以，“新膳食指南”将产能较低的谷类和薯类列为主食，而限制产能较高的脂肪摄入。

每人每周应食薯类5次左右，每次摄入50～100克。

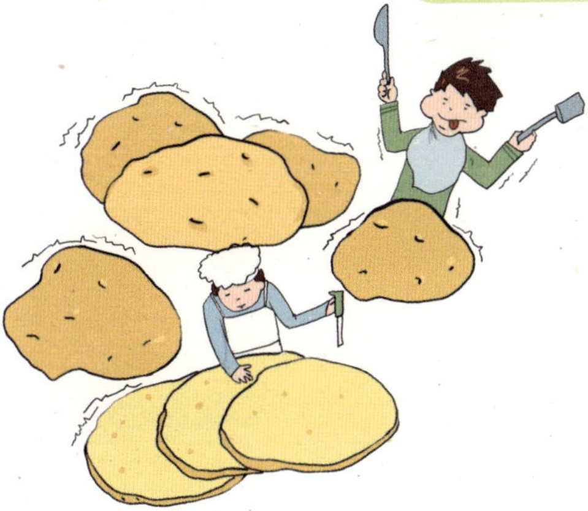

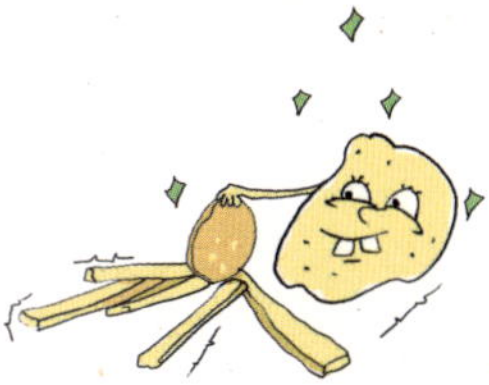

但很多人为了减肥，认为薯类含糖较多，视其为增肥食品，望而却步。营养学教授说，这是误解。其实马铃薯、山芋等含水量高达70%以上，真正的淀粉含量不过20%左右。而且，马铃薯中仅含有0.1%的天然脂肪，这是其他可做主食的食物所望尘莫及的。

马铃薯减肥是好招。马铃薯产能低，怎么还容易让人产生饱腹感呢？这是因为薯类食品富含柔软的膳食纤维。

膳食纤维是植物细胞的坚韧壁层，吃进人体后不被吸收，也不提供热量，但因在新陈代谢中的作用不可或缺，所以继糖类、蛋白质、脂肪、水、矿物质和维生素之后，被列为“第7类营养素”。

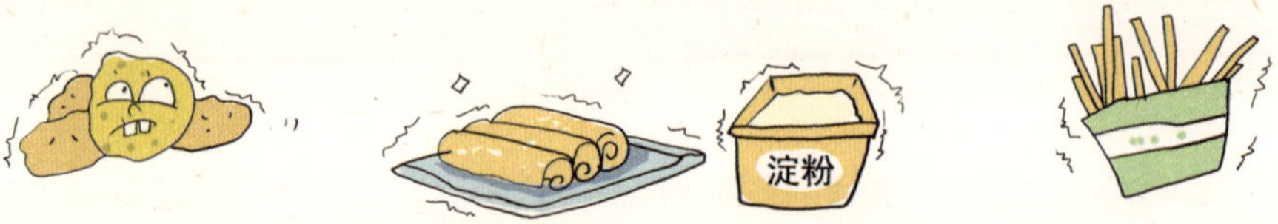

用　途

马铃薯鲜薯可供烧煮,属于粮食或蔬菜。但鲜薯块茎体积大,含水量高,运输和长期贮藏有困难。为此,世界各国十分注意生产马铃薯的加工食品,如法式冻炸条、炸片、速溶全粉、淀粉以及花样繁多的糕点、蛋卷等,为数达 100 多种。

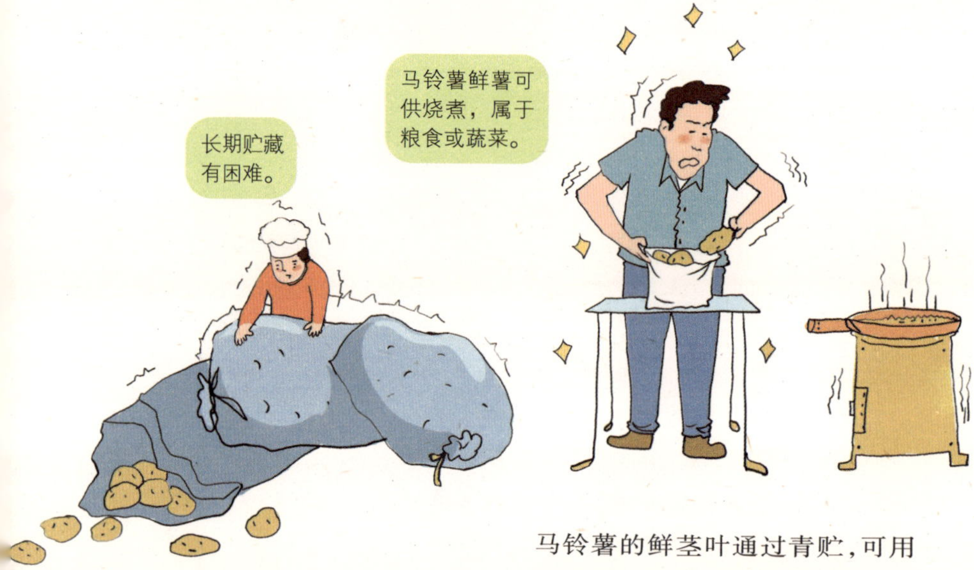

马铃薯的鲜茎叶通过青贮,可用于饲料,但其中含龙葵碱,须防止引起牲畜中毒。我国一些地区利用马铃薯茎叶做绿肥,其肥效与紫云英相似。

马铃薯的赖氨酸含量较高,且易被人体吸收利用。脂肪含量为千分之一左右。矿物质比一般谷类粮食作物高一~二倍,含磷尤其丰富。在有机酸中,以含柠檬酸最多,苹果酸次之,其次有草酸、乳酸等。马铃薯是含维生素种类和数量非常丰富的作物,特别是维生素C，每百克鲜薯含量高达20~40毫克，一个成年人每天食用半斤鲜薯即可满足需要。

延缓衰老

马铃薯有营养，是抗衰老的食物。它含有丰富的维生素B_1、B_2、B_6和泛酸等B族维生素及大量的优质纤维素，还含有微量元素、氨基酸、蛋白质、脂肪和优质淀粉等营养元素。经常吃马铃薯的人身体健康，老得慢。

减　　肥

吃马铃薯不必担心脂肪过剩，因为它只含0.1%的脂肪，是所有充饥食物中脂肪含量最低的。每天多吃马铃薯，可以减少脂肪摄入，还可以让身体把多余脂肪渐渐代谢掉，消除你的心腹之患。马铃薯对人体有很奇妙的作用。瘦人吃能变胖，胖人吃能变瘦，常吃身段会变得苗条起来。认为自己身材不够理想的人，只要将马铃薯列为每日必吃食品吃上一段时间，不必受节食之苦便能收到“越贪吃越美丽”的效果。不过，减肥者要注意的是要将马铃薯当成主食而不是做菜来吃。每次吃中等大小的1个就好了。

美容护肤

马铃薯有很好的呵护肌肤、保养容颜的功效。新鲜马铃薯汁液直接涂敷于面部，增白作用十分显著。人的皮肤容易在炎热的夏日被晒伤、晒黑，马铃薯汁对清除色斑效果明显，并且没有副作用。

马铃薯对眼周皮肤也有显著的美颜效果。将熟马铃薯切片，贴在眼睛上，能减轻下眼袋的浮肿。把马铃薯切成片敷在脸上，具有美容护肤、减少皱纹的良好效果。年轻人皮肤油脂分泌旺盛，常受青春痘、痤疮的困扰，用棉花蘸新鲜马铃薯汁涂抹患处可以解决这个问题。

贮　　存

马铃薯收获后可以贮存到第二年秋天，一般要用稻草覆盖，避光、阴冷、干燥条件贮存，冬季要防冻，春季要避免发芽。

长期存放可以将马铃薯与苹果放在一起，因为成熟的苹果会释放出一种植物激素——乙烯，这种激素可以促进植物果实的成熟和器官的脱落。把马铃薯和苹果放在一起时，苹果产生的乙烯会抑制马铃薯芽眼处的细胞产生生长素，生长素积累不到足够的浓度，自然不会发芽了。成熟的香蕉应该也有这种效果。

烹调马铃薯小窍门

马铃薯是家常菜，是我国人民喜爱的大众化蔬菜，用它能做出许多菜肴，在烹调马铃薯时应注意什么呢?

1.做马铃薯菜削皮时，只应该削掉薄薄的一层，因为马铃薯皮下面的汁液有丰富的蛋白质。去了皮的马铃薯如不马上烧煮，应浸在凉水里，以免发黑，但不能浸泡太久，以免使其中的营养成分流失;

2.马铃薯要用文火煮烧，才能均匀地熟烂，若急火煮烧，会使外层熟烂甚至开裂，里面却是生的;

3. 存放太久的马铃薯表面往往有蓝青色的斑点，配菜时不美观。如在煮马铃薯的水里放些醋(每千克马铃薯放一汤匙)，斑点就会消失;

4.粉质马铃薯一煮就烂，即使带皮煮也难保持完整。如果用于冷拌，可以在煮马铃薯的水里加些腌菜的盐水或醋，马铃薯煮后就能保持完整;

5.去皮的马铃薯应存放在冷水中，再向水中加少许醋，可使马铃薯不变色;

6.把新马铃薯放入热水中浸泡一下，再入冷水中，则很容易削去外皮。

食用菜谱

凉拌土豆丝

原料：新鲜马铃薯两个，干的红辣椒三、四个，食盐，味精，醋，色拉油。

制作过程：

马铃薯洗净，去皮，切成细丝，用清水洗干净，沥掉水分。在锅里加入少量色拉油，烧热，将红辣椒放进去，炸出香味为止（离锅远一些，千万注意别让辣椒油溅进眼睛里），放在一边待用。

锅中加清水烧开，将土豆丝下锅一焯立刻捞出，再用冷水过凉，沥掉水分，盛盘。

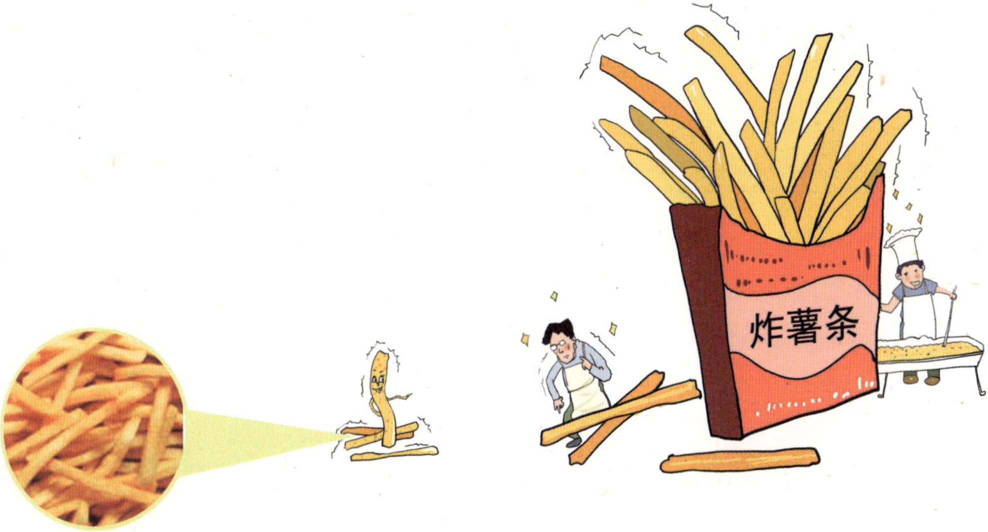

将炸好的辣椒油、少许醋、食盐、味精洒在土豆丝上，拌匀。又香又辣的凉拌土豆丝就做好了。

炸薯条

这个最简单，马铃薯切条，浸泡到油里炸。注意火要小点儿，免得外面焦了里面还没熟。盐可以放到油里，但是建议最好炸好后再撒椒盐，因为盐在油里加热久了碘分会丢失。

薯　球

马铃薯剁碎，用面粉、鸡蛋，加胡椒等调料和成糊状，然后用勺子像煮肉丸一样一勺一勺地放到油锅里炸。做圆一点就是薯球，做不圆的话索性拍扁，又是薯饼。

西红柿土豆汤

西红柿切块先在少量油里炒一炒，不用起锅，直接加水，放入马铃薯片（记得切薄一点儿）。等马铃薯熟了，还可以打个蛋，倒在汤里成蛋花。其他的调料嘛，该放什么放什么。最后一定撒点儿葱花，会很好看。

其实大多数菜里，特别是中餐，马铃薯都只是配料，但是由于主料的丰富多样，马铃薯又很入味，所以口味千变万化，不喜欢的人很少。很多家常菜式都是老百姓自己“发明”的，所以在做菜的时候，特别是烧菜、炖菜、汤里面，只要喜欢都可以加入马铃薯。马铃薯没有特殊的怪味（像芹菜、胡萝卜等），不会影响主菜的味道，同时又可以吃到带有主菜口味的马铃薯，真是两全其美。

发芽马铃薯中毒

发芽马铃薯中毒会出现恶心、呕吐、腹痛、腹泻、水及电解质紊乱、血压下降、昏迷、呼吸中枢麻痹等症状。马铃薯致毒成分为茄碱，又称马铃薯毒素，是一种弱碱性的甙生物碱，又名龙葵甙，可溶于水，遇醋酸极易分解，高热、煮透亦能解毒。龙葵素具有腐蚀性、溶血性、并对运动中枢及呼吸中枢有麻痹作用。每 100 克马铃薯仅含龙葵甙 5～10 毫克；未成熟、青紫皮的马铃薯或发芽马铃薯含龙葵甙增至 25～60 毫克，甚至高达 430 毫克。所以，大量食用未成熟或发芽的马铃薯可引起急性中毒。

【临床表现】

急性发芽马铃薯中毒一般在食后数十分钟至数小时发病。先有咽喉及口内刺痒或灼热感，继有恶心、呕吐、腹痛、腹泻等症状。

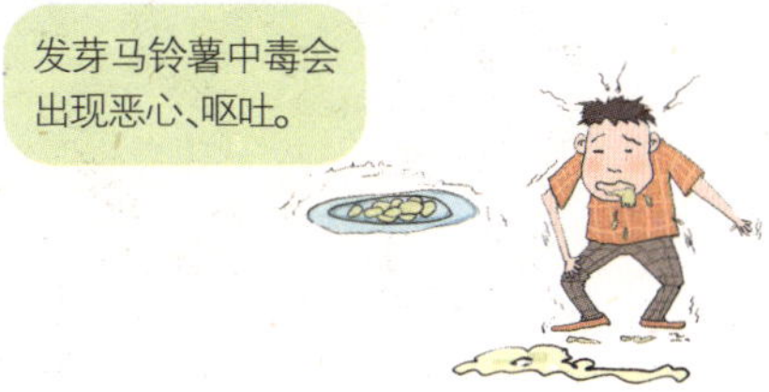

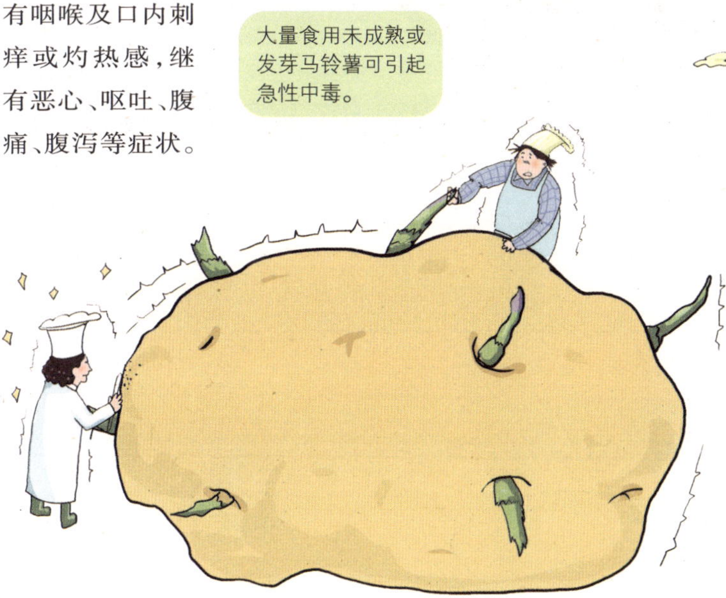

轻者 1～2 天自愈；重者因剧烈呕吐而有水及电解质紊乱、血压下降的症状；严重中毒患者有昏迷及抽搐症状，最后因呼吸中枢麻痹而导致死亡。发现中毒后应立即用 1：5 000 高锰酸钾或 0.5% 鞣酸或浓茶洗胃，补充液体纠正失水。呼吸困难时积极给氧和应用适量呼吸兴奋剂。呼吸中枢麻痹用人工呼吸机。未成熟、青紫皮和发芽马铃薯不可食用。少许发芽马铃薯应深挖去发芽部分，并浸泡半小时以上，弃去浸泡水，再加水煮透，倒去汤汁才可食用。在煮马铃薯时可加些米醋，因其毒汁遇醋酸可分解，变为无毒。

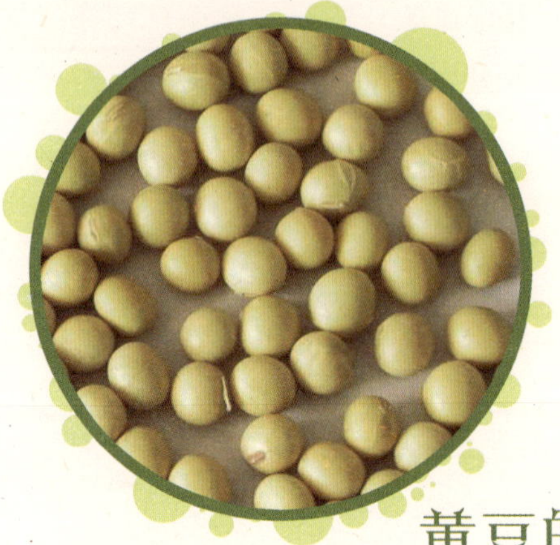

黄豆的10种保健功效

黄豆享有“豆中之王”的美称，每天吃点儿黄豆、豆制品或喝杯豆浆是众多营养学家的建议。黄豆富含多种营养素，对健康的贡献更是“不可斗量”。这里，帮您总结黄豆的10种显著保健功效。

1.提升免疫力：大豆含植物性蛋白质，有“植物肉”的美称。人体如果缺少蛋白质，会出现免疫力下降、容易疲劳的症状。吃黄豆补蛋白，可避免因吃肉而

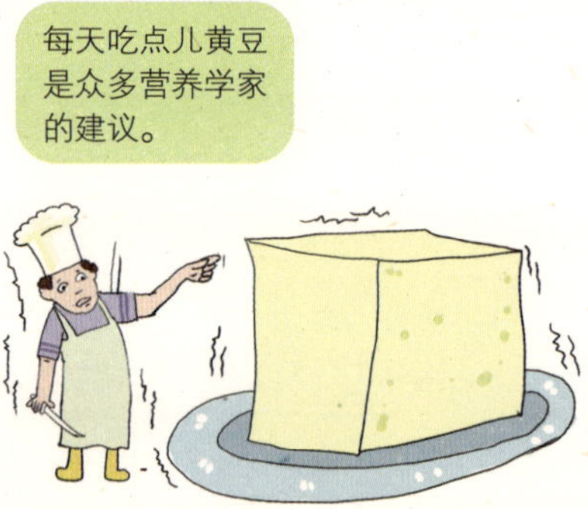

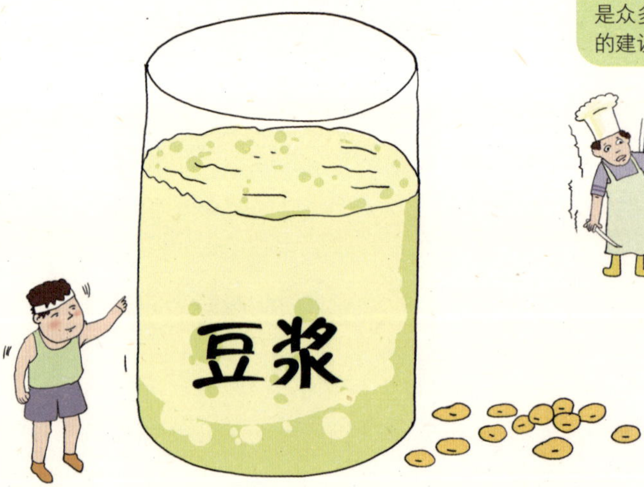

出现的胆固醇升高的问题。

2.让头脑聪明：黄豆富含大豆卵磷脂，它是大脑的重要组成成分之一。多吃黄豆有助预防老年痴呆症。此外，大豆卵磷脂中的甾醇，可增加神经机能和活力。

3.强健器官：大豆卵磷脂还能促进脂溶性维生素的吸收，强健人体各组织器官。另外，它可以降低胆固醇，改善脂质代谢，预防和治疗冠状动脉硬化。

4.提高精力：大豆中的蛋白质，可以增加大脑皮层的兴奋和抑制功能，提高学习和工作效率，还有助于缓解沮丧、抑郁的情绪。

5.美白护肤：黄豆富含大豆异黄酮，这种植物雌激素能延缓皮肤衰老，还能缓解更年期综合征。此外，日本研究人员发现，黄豆中含有的亚油酸可以有效阻止皮肤细胞中黑色素的合成。

6.预防癌症：大豆含有蛋白酶抑制素，美国纽约大学研究员实验发现，它可以抑制多种癌症，对乳腺癌的抑制效果最为明显。

7.阻止氧化：黄豆中的大豆皂苷能清除体内自由基，具有抗氧化的作用。它还能抑制肿瘤细胞的生长，增强人体免疫机能。

8.降低血脂：大豆中的植物固醇有降低血液胆固醇的作用。它在肠道内可与胆固醇竞争，减少胆固醇吸收。在降低高脂血症患者血液中的“坏胆固醇”的同时，不影响血液中的“好胆固醇”，有很好的降脂效果。

9.预防耳聋：补充铁质可以扩张微血管，软化红血球，保证耳部的血液供应，可以有效防止听力减退。黄豆中铁和锌的含量较其他食物高很多，对预防老年人耳聋有一定作用。

10.辅助降压：美国科学家研究发现，高血压患者的饮食中，摄入的钠过多，而钾过少。摄入高钾食物，可以促使体内过多的钠盐排出，有辅助降压的效果。黄豆含有丰富的钾元素，每100克黄豆含钾量高达1 503毫克。高血压患者常吃黄豆，对及时补充体内钾元素很有帮助。

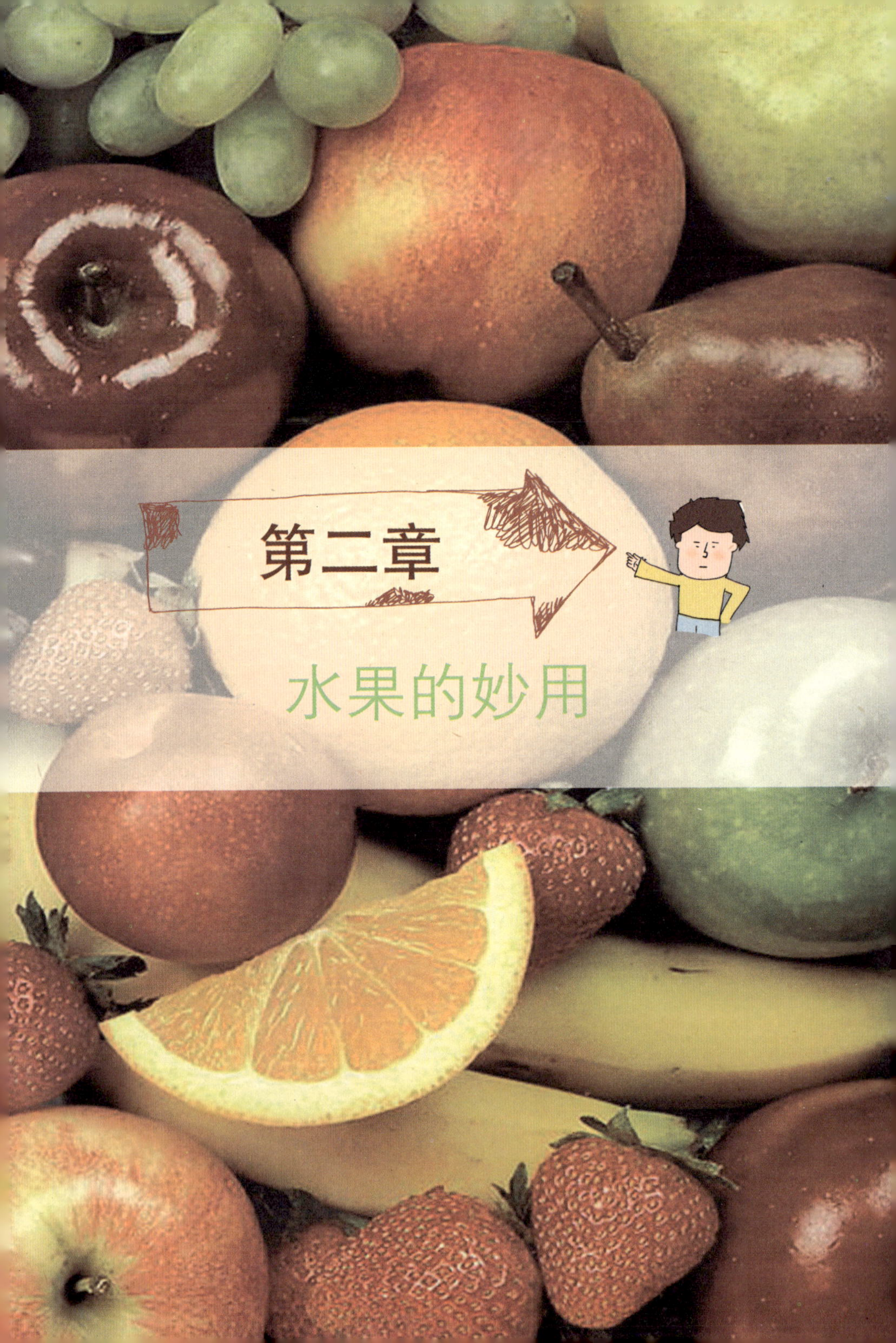

第二章

水果的妙用

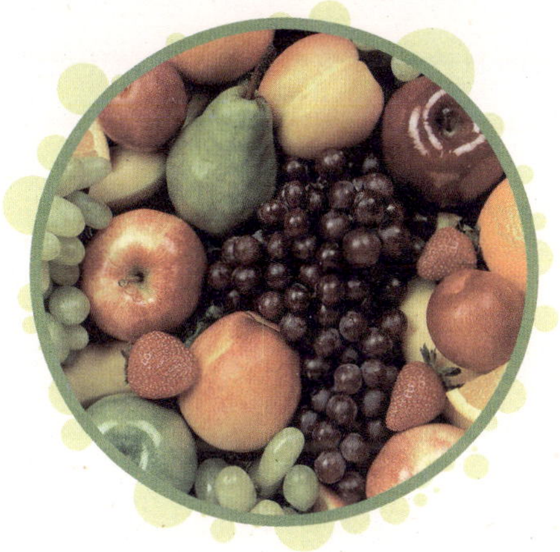

庞大的水果家族

水果是指多汁且有甜味的植物果实，不但含有丰富的营养，并且能够帮助消化，是对部分可以食用的植物果实和种子的统称。

水果特点

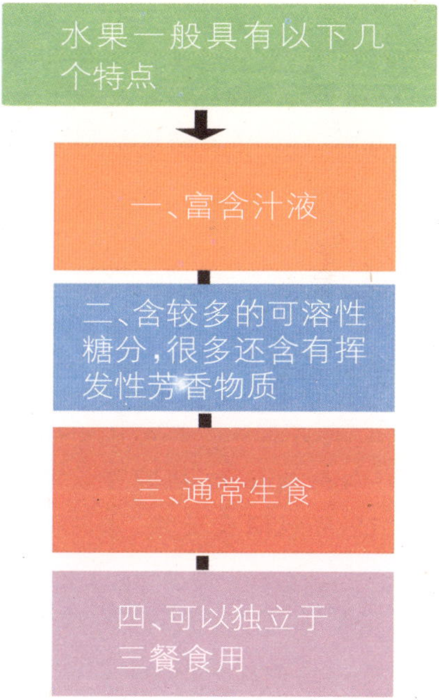

水果一般具有以下几个特点：

一、富含汁液；

二、含较多的可溶性糖分，很多还含有挥发性芳香物质；

三、通常生食；

四、可以独立于三餐食用。

对上述特点符合得越好，越给人以“水果”的感觉。例如，香蕉虽然汁液不多，但其果肉富含可溶性糖分和以乙酸戊酯（俗名香蕉油）为主的挥发性芳香物质，通常生食，可以独立于三餐食用，所以香蕉是水果。又如番茄虽然富含汁液，而且含有可溶性糖分，但在传统上不常生食，也不常独立于三餐食用，因此有人认为它不是水果；但番茄的小果型品种樱桃番茄专供生食，常独立于三餐食用，因此樱桃番茄普遍被看成是水果。

水果种类

对健康有好处的水果。

一、降血压的水果：山楂、西瓜、梨、菠萝。

二、在各种维生素中，叶酸与 DNA 的生成有关。怀孕初期，叶酸对细胞的繁殖与修复来说很重要，它有助于胚胎神经系统的良好发育，预防孕妇贫血。

含有叶酸的水果：苹果、香蕉、杧果、木瓜、猕猴桃。

三、减缓衰老。在常见的水果中，猕猴桃被认为是最接近完善的水果，它含有最丰富的维生素 C、A、E，叶酸和微量元素钾、镁及食物纤维等营养成分，而热量却很低。这都使猕猴桃能为工作节奏快、精神紧张的现代都市人注入生命的活力。另外，猕猴桃中所含的氨基酸，能帮助人体制造激素，延缓衰老。

因为猕猴桃性寒，所以怀孕的妈妈最好少吃。

四、减肥瘦身。有些水果中含有丰富的食物纤维，纤维是不能为小肠所消化的碳水化合物。在结肠内，纤维可提供给肠腔营养物质，这有助于促进身体的新陈代谢以及帮助抑制食欲。

减肥的水果：苹果、西柚、火龙果、榴莲。

五、保养皮肤。水果中含丰富的抗氧化物质维生素 E 和微量元素，可以滋养皮肤，其美容效果可不是一般的化妆品可比的。而且，如果你吸烟或发胖，那也暗示你体内脂肪组织缺乏这些重要成分。

保养皮肤的水果：香蕉、杧果、哈密瓜、草莓、橙子、苹果。

六、明目。人的眼底分布着许多毛细血管，维生素 C 的作用就在于它可以使眼底供血得到保证。

保护眼睛的水果：猕猴桃、柠檬。

七、癌症的天敌。平时饮食中多摄入水果，可降低患乳腺癌、前列腺癌和肺癌的概率。这是因为水果中含有人体所必需的微量元素。

抗癌的水果：香蕉、猕猴桃、葡萄、橙子、苹果。

八、降低胆固醇的水果：苹果、西柚、山楂。

维生素C含量高的水果

猕猴桃、鲜枣、草莓、枇杷、橙、橘、柿子等均含有丰富的维生素C。以100克水果的维生素C含量来计算，猕猴桃含420毫克，鲜枣含380毫克，草莓含80毫克，橙含49毫克，枇杷含36毫克，橘、柿子各含30毫克。香蕉、桃子各含10毫克，葡萄、无花果、苹果各自只有5毫克，梨仅含4毫克。

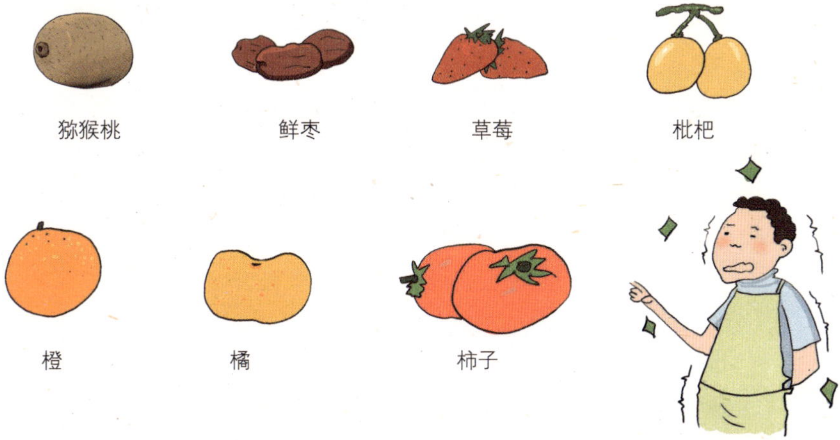

据测定，成人一天需要60毫克维生素C，假如要从维生素C含量很少的水果中摄取，则无花果需要25个，梨需要14个，葡萄需要1.5千克左右。因此，只吃一两个维生素C含量少的水果，实际上并没有什么帮助。可是，如果是含维生素C较高的猕猴桃、柑橘或柿子，一天一两个就够了。如果是鲜枣或草莓，只要五六粒，即可摄取到一天所需的维生素 C。所以，要想补充足够的维生素 C，吃水果时应有所选择。

另外，还有一些因素影响着水果中维生素 C 的含量。比如，一些水果为了预防虫害及日晒，在生长过程中常用纸袋包裹起来，结果造成维生素 C 含量减少；夏季水果丰收，储藏于冷库，冬天出售时，水果的维生素 C 含量也会减少；现代家庭一般都有冰箱，许多人喜欢买大量水果放入。但水果存放的时间越长，维生素 C 的损失就越多。

水果常识

果可以解酒

饮酒过量常为醉酒，醉酒多有先兆，语言渐多，舌头不灵，面颊发热、发麻，头晕、站立不稳等都是醉酒的先兆，这时需要解酒。不少人知道，吃一些带酸味的水果或饮服 1～2 两干净的食醋可以解酒。这是什么道理呢?

这是因为，水果里含有机酸，例如青梅富含果酸，苹果里含有苹果酸，柑橘里含有柠檬酸，葡萄里含有酒石酸等，而酒里的主要成分是乙醇，有机酸能与乙醇相互作用而形成酯类物质从而达到解酒的目的。

同样道理，食醋也能解酒是因为食醋里含有 3%～5%的乙酸，乙酸能跟乙醇发生酯化反应生成乙酸乙酯。尽管带酸味的水果和食醋都能使过量乙醇的麻醉作用得以缓解，但由于上述酯化反应在体内进行时受到多种因素的干扰，效果并不十分理想。因此，防醉酒的最佳方法是不贪杯。

水果暗藏杀机

有人错误地认为：水果营养成分高，多吃对人有好处。其实不然。比如，苹果含有糖分和钾盐，吃多了对心脏不利，冠心病、心肌梗死、肾炎、糖尿病患者不宜多吃；柑橘性凉，肠胃不适、肾肺功能虚寒的老人不能多吃；梨子含糖较多，糖尿病人吃多了会引起血糖升高；柿子含有单宁、柿胶酚，胃肠不好或便秘患者应少吃，否则容易形成胃柿石；菠萝含有丰富的维生素A、B、C，以及柠檬酸、蛋白酶等，而且有消食止泻、降压利尿等功效。但是，有些特异体质的人吃后会发生阵阵腹痛，甚至出现呕吐等不适应症，最好把削好的菠萝放在盐水中浸泡后再加热吃。

饭后不宜吃水果

现在大多数人都习惯饭后吃些水果，其实这个方法是错误的，饭后立即食用水果不仅对肠胃无益，反而有害。因为刚吃完饭，肠道和胃里的饭都没有消化，立即食用水果会造成肠道阻塞，对胃造成伤害，长期这样会出现胃胀、肚子突出，对健康造成一定伤害。

水果大多属寒性，更宜在下午吃，可有些人习惯起床就吃水果。其实水果大多是寒凉食物，刚起床时就食用会刺激肠胃。最好在下午三四点吃水果，这有利于营养的吸收利用。

产妇吃水果的注意事项

产妇坐月子不吃水果，把饮食控制得很单调，这是不科学的，对产妇的身体恢复、宝宝的生长发育也是很不利的。我们知道，月子期的营养与产妇的身体健康及新生儿的哺乳关系极为密切。产妇身体丢失一部分血液，需要及时补充；生殖器官发生损伤，需要修复；新生儿的生长发育，需要大量母乳的分泌。根据这些生理特点，产妇在产褥期除多吃些肉、蛋、鱼等食品外，还要多吃一些蔬菜、水果。

为了保证产妇的身体恢复和母乳有充足的营养，产妇在月子里的每一天都要摄入适量的水果。吃水果时要注意以下几方面：

1.最好是吃新鲜的水果。

2.最好吃常温的水果，不要吃过凉的，如刚从冰箱拿出来的水果要放在室温里过一会儿再吃。

3.吃水果时要注意清洁，应清洗干净或去皮后再吃，以免发生腹泻。

4.吃完水果后，要及时漱口，以防止牙齿被腐蚀。

病人吃水果的注意事项

1. 患肝炎的人可适量吃些橘子或红枣等含维生素 C 较多的水果，但不要多食酸性强的水果。

2.患糖尿病的人，应少吃含糖量较多的梨、苹果、香蕉、西瓜等。

3.经常大便干燥的人，可适量吃些桃子、香蕉、橘子等，因为这些水果有缓下作用。

4.经常腹泻的人，不要多吃有缓下作用的水果，可适当地吃些苹果，因其有固涩作用。

5.胃酸较多的人，不要吃李子、山楂、柠檬等含有机酸较多的水果。

6.患心脏病和水肿的人不要吃含水量较多的西瓜、椰子汁等，以免增加心脏负担和加重水肿。

水果皮的小妙用

在日常生活中，人们大多的时候会把瓜果皮扔掉，但这些瓜果皮其实是我们生活的好帮手，它可以帮助我们预防一些疾病，让我们保持健康，只要我们懂得如

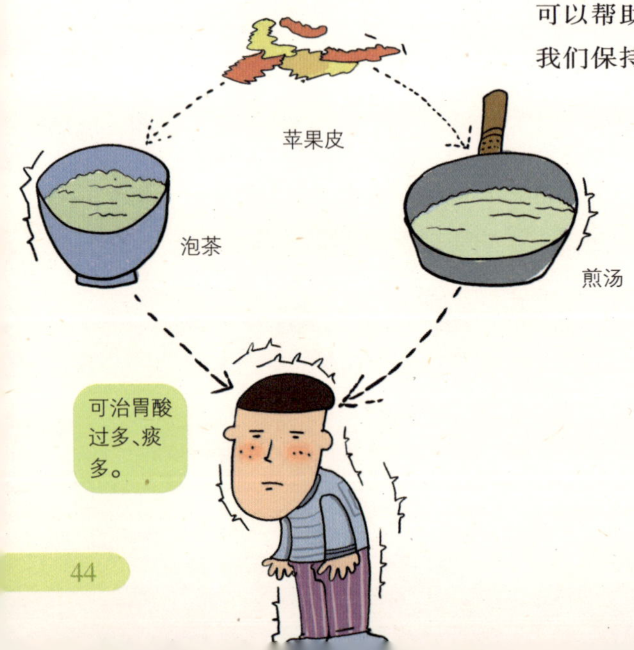

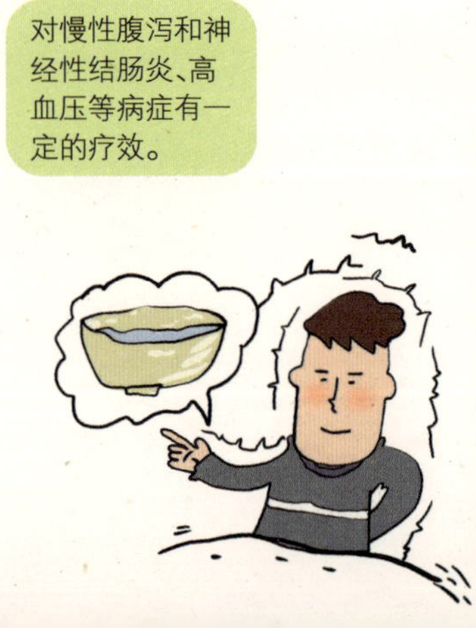

何去利用它们。

1.苹果皮

有收敛作用。用它煎汤或泡茶，可治胃酸过多、痰多，将它晒干研末，空腹调服(每日 2～3 次)对慢性腹泻和神经性结肠炎、高血压等病症有一定的疗效。另外，拿一把鲜苹果皮捣烂成泥，蘸在布条上擦拭浴缸、面盆、坐便器等，可使其光亮如初。

2.柚子皮

能理气化痰、止咳、平喘。将一个柚子皮切碎，加适量蜂蜜或饴糖蒸烂，再加少量热黄酒，早晚各一匙内服，可治老年的咳嗽和气喘；用柚子皮煎汤服，能化痰、消食、定喘、止疝痛。另外，将柚子皮放在厨房的碗柜、冰箱里，可除异味。

3.香蕉皮

香蕉皮中含有蕉皮素，可医治由真菌和细菌感染所引起的皮肤瘙痒症。蕉皮还有止烦渴、润肺肠、通血脉、增精髓等功效。将香蕉皮捣烂加上姜汁能消炎止痛。用香蕉皮搓手足，可防治皲裂、冻疮。除此以外，它还可治疗高血压、防治脑溢血症。把香蕉皮晒干磨成粉，还是保护皮肤的美容佳品。另外，用香蕉皮反复擦拭皮鞋，可除掉鞋面上的污迹。然后再打上鞋油，顿时可使足下生辉。

4.西瓜皮

用于消暑解渴、清热解毒，西瓜皮优于西瓜瓤。中医用西瓜皮和瓜汁入药配成“西瓜翠衣”，具有清热解暑、泻火除烦、降低血压等功效，对贫血、咽喉干燥、唇裂、膀胱炎、肝腹水、肾炎均有一定疗效。另外，因为西瓜皮富含维生素 C、E，用它擦肌肤，或将它捣成泥浆状涂在皮肤上，待 10～15 分钟后用水洗净，有养肤、嫩肤、美肤和防治痱疖的作用。

5.冬瓜皮

有消暑、健脾、利湿之功效，可用于治疗肾病、肺病、心脏病引起的水肿、腹胀、小便不利等。用冬瓜皮煎汤洗脚，既治脚气，又治脚臭，一举两得。

食用须知

水果清洗

葡萄

葡萄表面有一层白霜(一般为农药波尔多液的残留物,有轻微毒素),还黏附着一些泥土,手重了洗烂,手轻了洗不掉,怎么办?有个方法挺简单,把葡萄放在水里面,然后放入两勺面粉或淀粉,不要使劲去揉它,只需来回倒腾,然后放在水里来回地刷、筛、洗,面粉和淀粉都是有黏性的,它会把那些乱七八糟的东西都给带下来。

苹果

平常吃苹果,有许多人喜欢连皮一起吃,但现在许多保鲜技术让苹果表面残留的化学物质不易清洗。这里有个小窍门:苹果过水浸

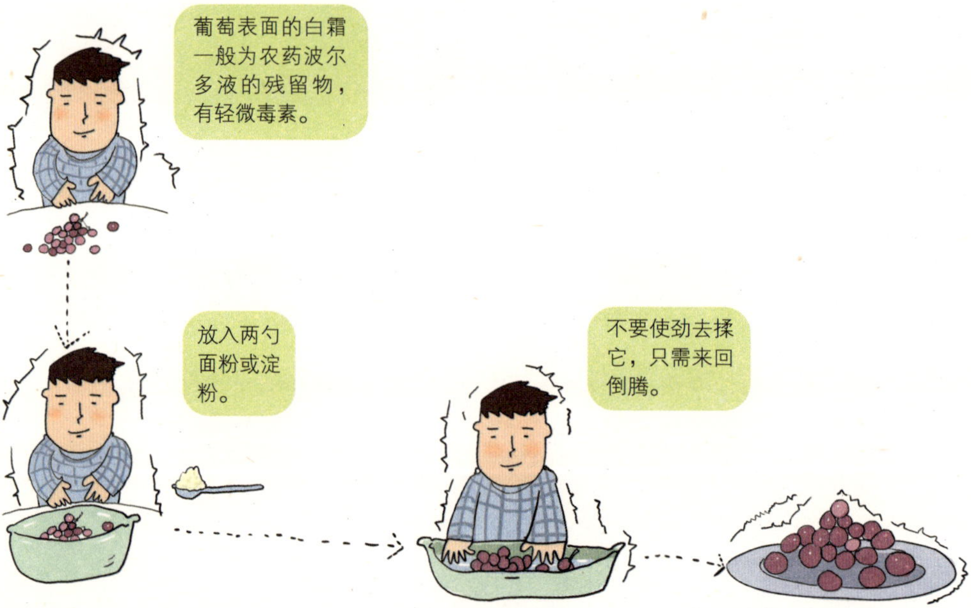

湿后，在表皮放一点儿盐，然后双手握着苹果来回轻轻地搓，这样表面的脏东西很快就能搓干净，然后再用水冲净，就可以放心吃了。

杨梅

将杨梅清洗干净后须用盐水浸泡20～30分钟再食用，因盐水有杀灭某些病菌的作用，另外，亦可帮助除去隐匿于杨梅果肉中的寄生虫。

桃子

可先用水淋湿桃子，然后抓一把盐涂在桃子表面，轻轻搓一搓后，再将桃子放在水中泡一会儿，最后用清水冲洗干净，桃毛就全部去除了。或者，也可以在水中加少许盐，将桃子直接放进去泡一会儿，然后用手轻轻搓洗，桃毛也全都掉了。

草莓

1.首先用流动自来水连续冲洗几分钟，把草莓表面的病菌、农药及其他污染物除去大部分。注意：不要先浸在水中，以免农药溶出在水中后再被草莓吸收，并渗入果实内部。

2.把草莓浸在淘米水（宜用第一次的淘米水）及淡盐水（一面盆水中加半调羹盐）中3分钟，它们的作用是不同的，碱性的淘米水有分解农药的作用；淡盐水可以使附着在草莓表面的昆虫及虫卵浮起，便于被水冲掉，且有一定的消毒作用。

3. 再用流动的自来水冲净淘米水和淡盐水以及可能残存的有害物。

4.用净水（或冷开水）冲洗一遍即可。

另外需提醒的是：在洗草莓前不要把草莓蒂摘掉，以免在浸泡过程中让农药及污染物通过“创口”渗入果实内，反而造成污染。

吃水果的禁忌

吃水果忌不漱口

有些水果含有多种发酵糖类物质，对牙齿有较强的腐蚀性，食用后若不漱口，口腔中的水果残渣易造成龋齿。

忌食水果过多

过量食用水果，会使人体缺铜，从而导致血液中胆固醇增高，引起冠心病，因此不宜在短时间内进食水果过多。

吃水果忌不卫生

食用开始腐烂的水果，以及无防尘、防蝇设备又没彻底洗净、消毒的果品，如草莓、桑葚、剖片的西瓜等，容易发生痢疾、伤寒、急性胃肠炎等消化道传染病。

水果忌用酒精消毒

酒精虽能杀死水果表层细菌，但会引起水果色、香、味的改变，酒精和水果中的酸作用，会降低水果的营养价值。

生吃水果忌不削皮

一些人认为，果皮中的维生素含量比果肉高，因而食用水果时连皮一起吃。殊不知，水果发生病虫害时，往往用农药喷杀，农药会浸透并残留在果皮蜡质中，因而果皮中的农药残留量比果肉中高得多。

忌用菜刀削水果

因菜刀常接触肉、鱼、蔬菜，会把寄生虫或寄生虫卵带到水果上，使人感染寄生虫病。尤其是菜刀上的锈和苹果所含的鞣酸会起化学反应，使苹果的色、香、味变差。

购买技巧

购买水果应从以下几个方面入手：

1.大小

苹果、梨、桃等的个头分大、中、小型，果大说明发育正常，能体现出该品种的风味。反之，果型越小风味越差。但果子太大，肉质较松，不易贮存。另外，有些水果的品种本身就属小型，如京白梨、南丰蜜橘、无核白葡萄等。个头虽小，风味甚佳。

2.颜色

水果成熟与否，颜色是重要标志。如柑橘，成熟后一般底色发黄，呈橙红或鲜红色。不成熟的则是全绿色或半绿色，这样的柑橘风味差。香蕉皮色青绿则说明还不太熟，而香蕉皮上呈黑点，则表明熟过头了。黄香蕉、苹果、鸭梨呈金黄色时口感最好。但有些品种，如绿化三号桃、青香蕉和印度苹果，本身就是以绿色为主，则属例外。

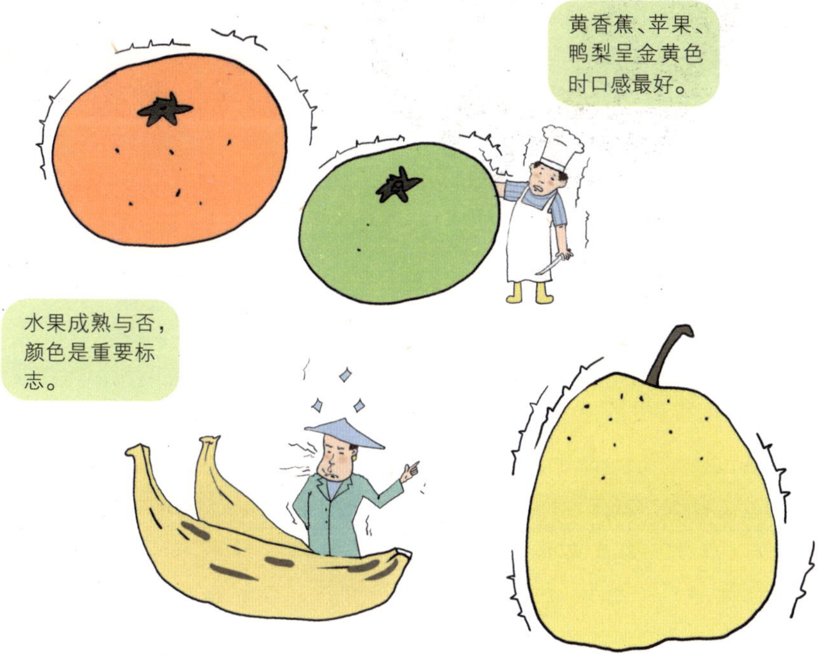

3.看水果表面

这是观察果实品质最直观的方法。颜色鲜艳、外型端正、细腻光滑、富有光泽的水果，一般质量较好。有些水果表面虽有果锈，但对质量无影响。果面有压伤、磕伤者不宜久存。

4.闻香气

多数成熟的果品有较浓郁的芳香，这是果实中含挥发油的原因。毫无香气则说明水果不太成熟。

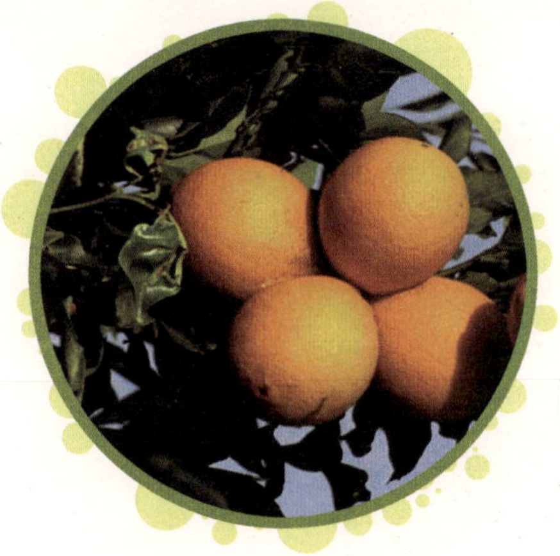

哪几种水果多吃会伤身？

石榴

石榴含大量果糖和多种维生素、矿物质，味甘性温，为湿热类水果。石榴对痢疾、脱肛和咽炎等有疗效，但体虚、阴虚、燥热者慎食；泻痢初期、有湿热者也不宜吃鲜果，即使常人也不宜多食，多食伤齿，且使人厌食。

菱角、荸荠

许多人吃生菱角用嘴啃皮、吃生荸荠不削皮，而不经消毒杀菌，很易感染上姜片虫病。姜片虫虫体肥厚，在显微镜下观察极似切下的姜片，入人体后寄生于小肠内，导致营养不良、消瘦和贫血等，对小儿危害更大。再则两者性寒滑，常人也不宜多食；脾胃虚寒、便溏腹泻、肾阳不足者均不宜服用。

苹果

果汁可止泻，空腹吃可治便秘，饭后吃能助消化。但是苹果富含糖类和钾盐，摄入过多不利于心、肾保健，患有冠心病、心肌梗死、肾炎、糖尿病者，切忌多食。

柿子

含有大量的维生素 A、C 和鞣酸，营养丰富，有降压止血、清热滑肠、润肺生津等功效。但内含大量柿胶酚和果胶，与胃酸相遇会凝集成纤维性团块，即“胃柿石”，导致胃脘疼痛、消化不良；又因果胶有收敛作用，故便秘者忌食；不宜空腹食用，更不宜与螃蟹、山芋等同食，否则更易产生胃柿石。

梨

具有止咳、化痰和清燥等作用，对治咳喘、风热、咽炎等有良效。因性寒，故脾胃虚寒、口吐清涎、大便溏泄者应慎食；又因含糖量高，多食会使血糖升高，**故糖尿病者少食。**

柑橘

内含大量胡萝卜素，入血后转化为维生素A，积蓄在体内，使皮肤泛黄，**即导致“胡萝卜血症”，俗称“橘黄症”，继而出现恶心、呕吐、食欲不振、全身乏力等综合症状。**患“橘黄症”后，应适量多食植物油，并多喝水，以加速其溶解、转化和排泄。

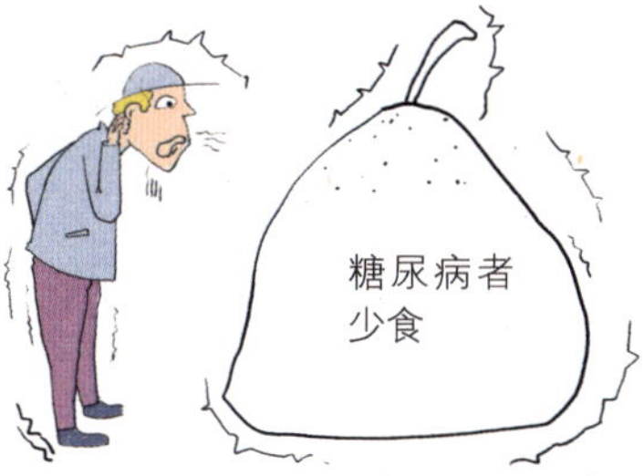

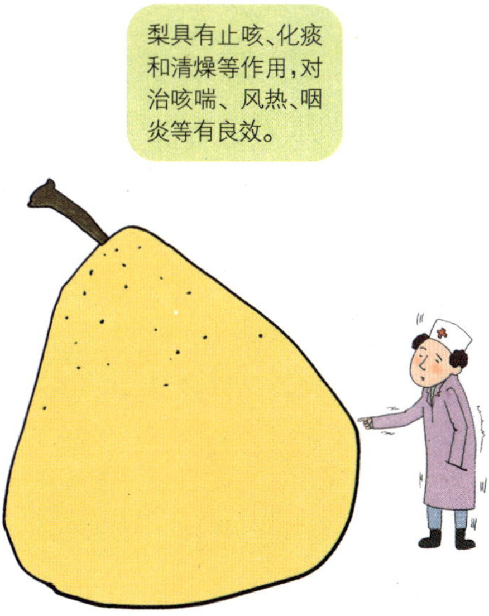

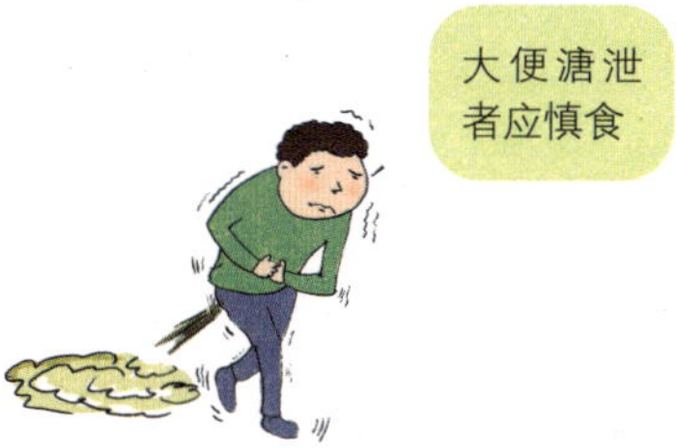

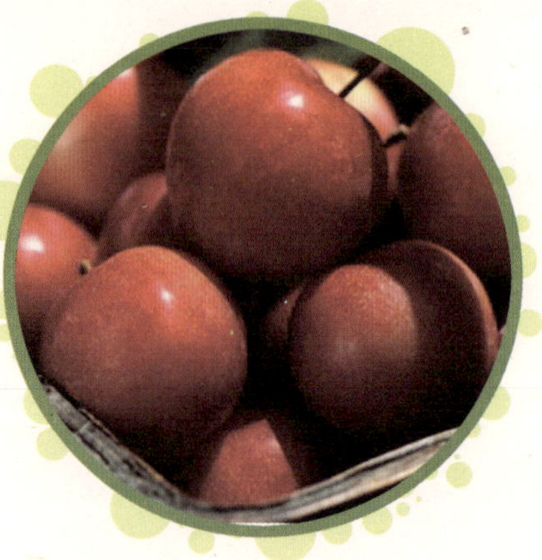

嚼苹果核等于吃“毒药”

苹果富含多种有益健康的营养素，保健功效不胜枚举，受到全世界人们的喜爱。但澳大利亚**“完美健康”**网站近日刊文提醒，吃苹果别啃得太狠，因为果核含有氢氰酸，不利于健康。

众所周知，苹果富含维生素C、E，**多酚和黄酮类物质**，它们都是天然抗氧化剂，对预防心脑血管疾病尤其有效。苹果的含钙量比一般水果丰富得多，可帮助代谢掉多余盐分，有助减肥。

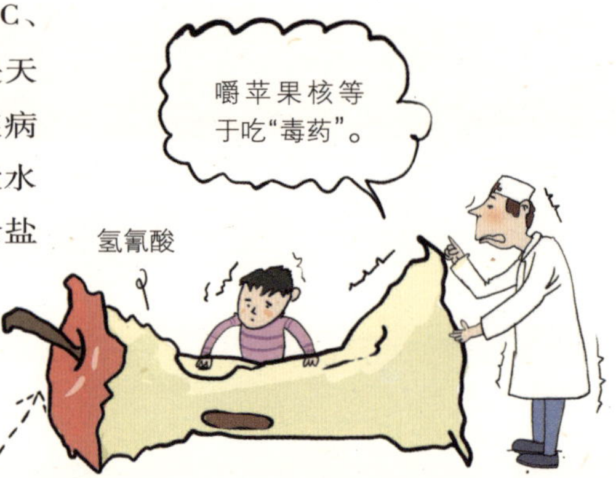

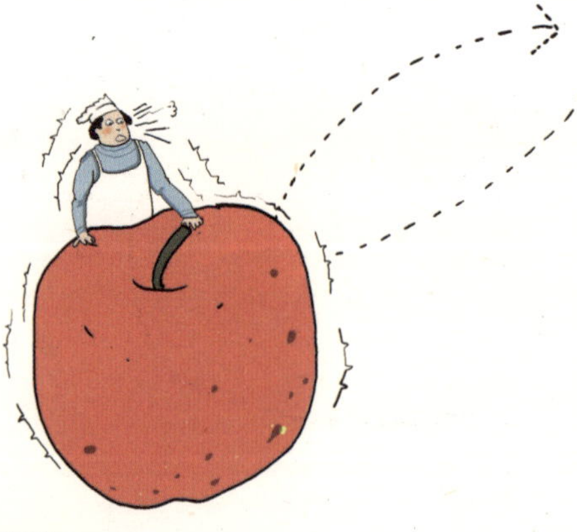

但是，苹果核中含有氢氰酸却少有人知。氢氰酸大量沉积在身体，会导致头晕、头痛、呼吸速率加快等症状，严重时可能出现昏迷。

但也不必过分担心，苹果中的氢氰酸主要存在于果核，果肉里并没有。需要提醒的是：吃苹果时习惯啃到果核，虽不会马上导致中毒，但长期这样吃，的确对健康不利。

苹果的潜在"中毒"危险：催红素增色

现在人们常抱怨"吃水果没有水果味了"，那是因为有很多水果在生长过程中，过量使用催长素、催红素、膨大素，或者存放中过量使用防腐剂，甚至出售中也使用着色、打蜡、漂白、染色剂等，借此满足消费者"以貌取果"的心理，这些有毒水果已经成为严重威胁人们健康的公害。

食用苹果的危险：膨大素催个儿，催红素增色，防腐剂保鲜。过量食用膨大素、催红素、防腐剂会伤害肝脏。零售果贩还会给苹果打上工业石蜡，目的是保持水分，使果体鲜亮有卖相。

苹果表皮有蜡怎么办？

从营养学的角度来说，应该选择连皮吃苹果，因为与果肉相比，苹果皮含有更多的抗氧化物质。其实，苹果皮上的蜡主要分成以下三种：

第一种是苹果表面本身带有的天然果蜡，这是一种脂类成分，是在苹果表面生成的植物保护层，它可以有效地防止外界微生物、农药等入侵果肉，起到保护作用，这是无需去除的。

第二种是一些进口苹果人工加上去的食用蜡，这种"人工果蜡"其实是一种壳聚糖物质，多从螃蟹、贝壳等甲壳类动物中提取而来。这种物质本身对身体并无害处，其作用主要用来保鲜，防止苹果在长途运输、长时间储存中腐烂变质。要去除这层蜡也很简单，直接用热水冲洗即可去除。

第三种则是工业蜡，其中所含的汞、铅可能通过果皮渗进果肉，给人体带来危害。辨别方法是：用手或餐巾纸擦拭果皮表面，如能擦下一层淡淡的红色物质，就可能是工业蜡了。

苹果颜色各异，保健功效也不一样

苹果的颜色可以预示保健功效。比如：

红苹果：更有益心脏，可提高记忆力，保持泌尿系统的健康；

青苹果：更利于牙齿和骨骼强壮；

黄苹果：可强健人体免疫系统，对预防某些癌症也有好处。

中医认为：不同颜色苹果的保健功效各有侧重

红苹果：降低血脂、软化血管的作用更强，可保护心脑血管健康，老年人可以多吃一些。

青苹果：具有养肝解毒的功效，

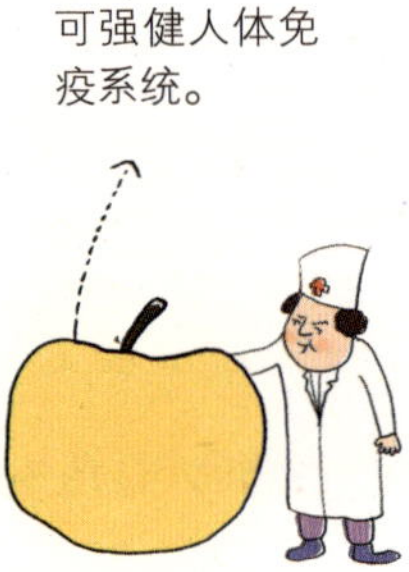

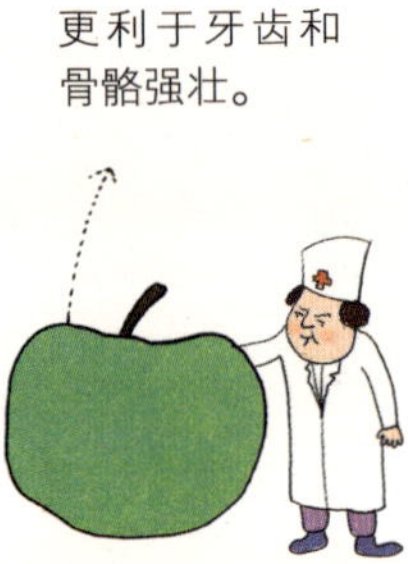

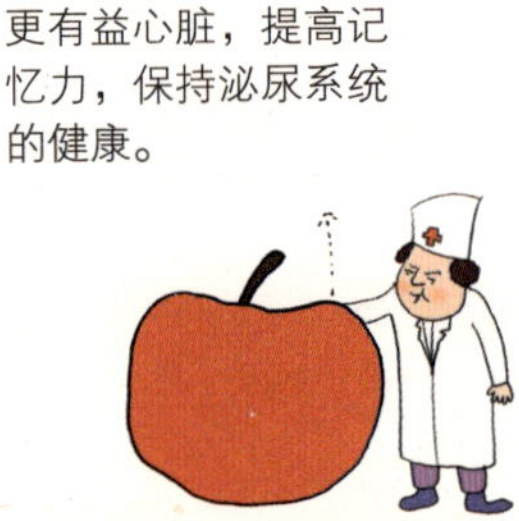

并能对抗抑郁症，因此较适合年轻人食用。此外，青苹果还可促进牙齿和骨骼生长，防止牙龈出血。

黄苹果：对保护视力有很好的作用，经常使用电脑的上班族可适当进食。

可爱的苹果——“全科医生”

早在古埃及，人们就不只把苹果当成一种食品，更把它当成一种药材。

苹果中含有较多的钾，能与人体过剩的钠盐结合，使之排出体外。当人体摄入钠盐过多时，吃些苹果，有利于平衡体内电解质。苹果中含有的磷和铁等元素，易被肠壁吸收，有补脑养血、宁神安眠的作用。苹果的香气是治疗抑郁和压抑感的良药。专家们经过多次试验发现，在诸多气味中，苹果的香气对人的心理影响最大，它具有明显的消除心理压抑感的作用。临床实验证明，让精神压抑患者嗅苹果香气后，心境大有好转，精神轻松愉快，压抑感消失。实验还证明，失眠患者在入睡前嗅苹果香味，能使人较快安静入睡。将苹果洗净挤汁，每次服 100 毫升，每日 3 次，连续服用，15 天为一疗程，对高血压患者有降低血压的作用。

所以，有的科学家和医师把苹果称为“全方位的健康水果”或“全科医生”。

吃苹果最好每个细嚼十五分钟

苹果营养价值高，富含多种维生素和酸类物质。

据专家介绍，吃苹果不宜过快。如果在嘴里咀嚼的时间比较长的话，便可以分泌出更多的唾液和胃液，从而有利于促进人体对苹果营养元素的吸收和消化。

从营养学的角度讲，我们并不提倡**“狼吞虎咽”**的吃法。对于胃肠道不大好的人，尤其需要注意吃苹果的速度问题。吃得过快，很容易导致消化不良，从而引发身体不舒服的感觉。

大家可能都有过这样的经历：一个苹果吃的时间长了，被咬掉的表面便会呈现黄色，那部分果肉的水分含量也会减少，**变得比较“软”**，不那么脆了。有关专家解释道，这其实是苹果氧化的结果。虽然“卖相”比较难看，口感也不是特别好，但其实它的营养元素并没有丢失，一般来说，吃了也不会产生危害。

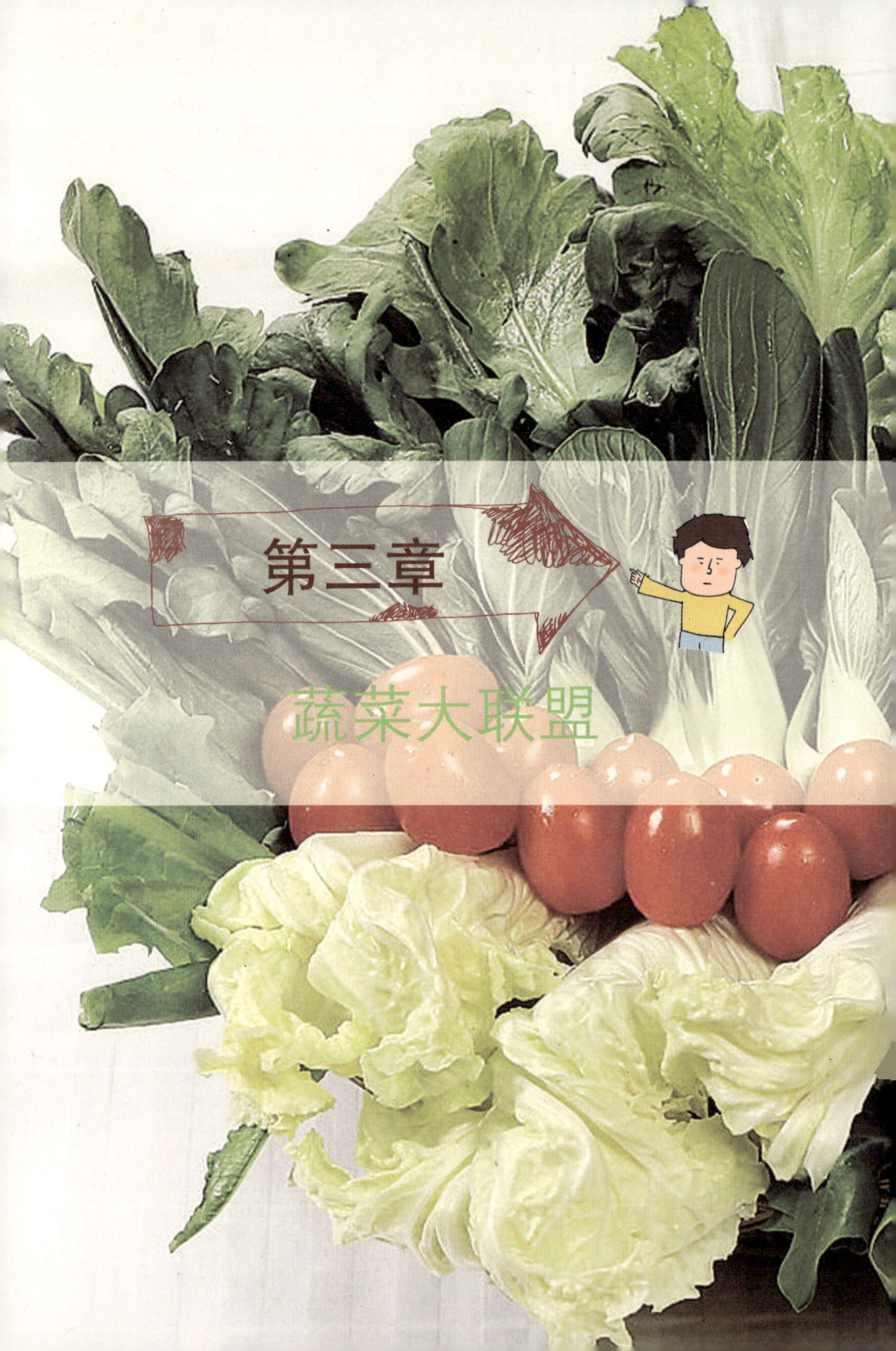

第三章

蔬菜大联盟

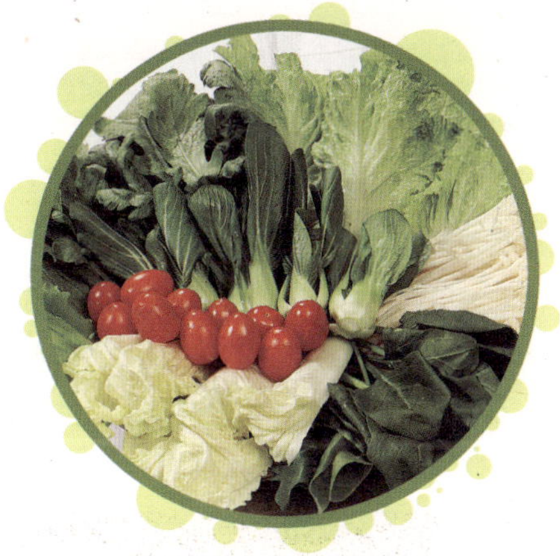

餐桌必备的绿色食品

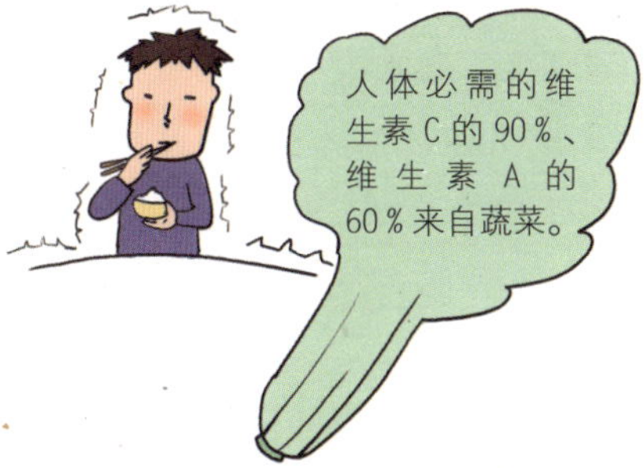

蔬菜，是指可以做菜、烹饪成为食品的，除了粮食以外的其他植物（多属于草本植物）。蔬菜是人们日常饮食中必不可少的**食物之一，**它可提供人体所必需的多种维生素和矿物质。据国际粮农组织1990年统计，人体必需的维生素C的90%、维生素A的60%来自蔬菜。此外，蔬菜中还有多种多样的植物化学物质，是人们公认的对健康有益的成分，如：**类胡萝卜素、二丙烯化合物、甲基硫化合物等。**目前，果蔬中的营养素可以有效预防慢行性疾病的多种物质正在被人们研究发现。

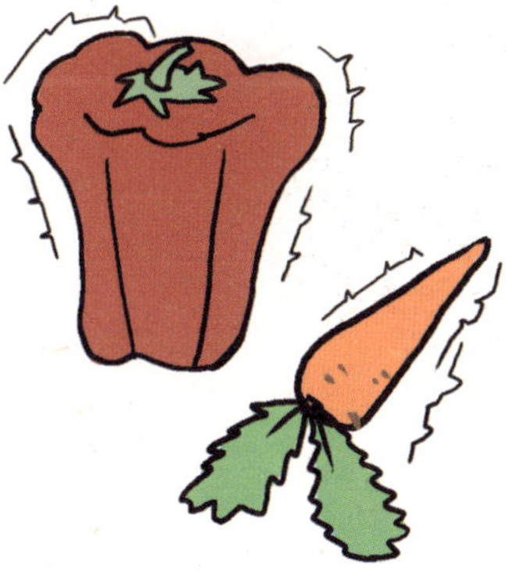

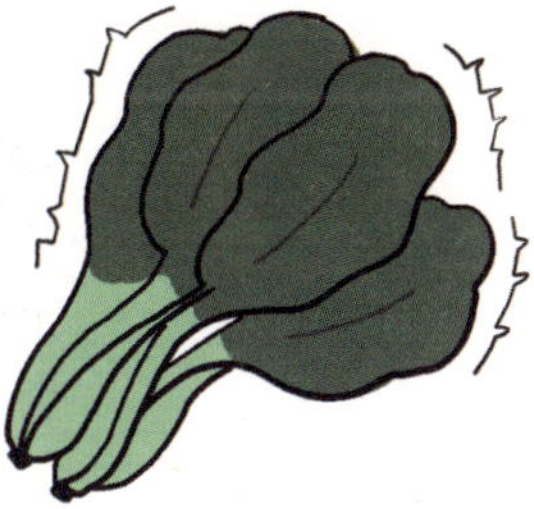

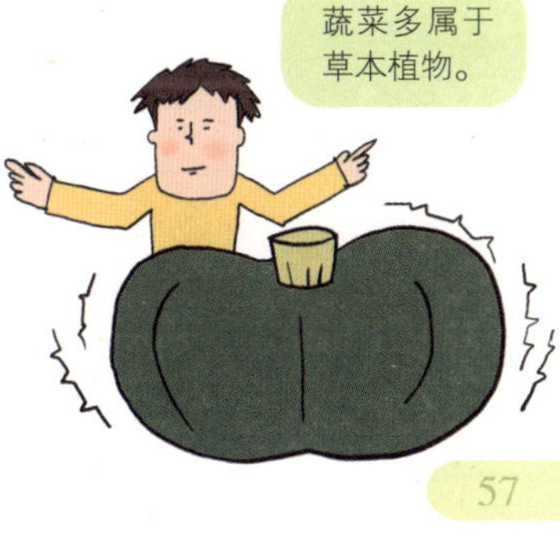

主要成分

据估计，目前世界上有20多亿或更多的人受到环境污染而引起多种疾病，如何解决因环境污染产生大量氧自由基的问题日益受到人们的关注。**解决的有效办法之一**，是在食物中增加抗氧化剂协同清除过多有破坏性的活性氧、活性氮。研究发现，蔬菜中有许多维生素、矿物质、微量元素以及相关的植物化学物质、酶等都是有效的抗氧化剂，所以蔬菜不仅是低糖、低盐、低脂的健康食物，同时还能有效地减轻环境污染对人体的损害，同时蔬菜还对各种疾病起预防作用。

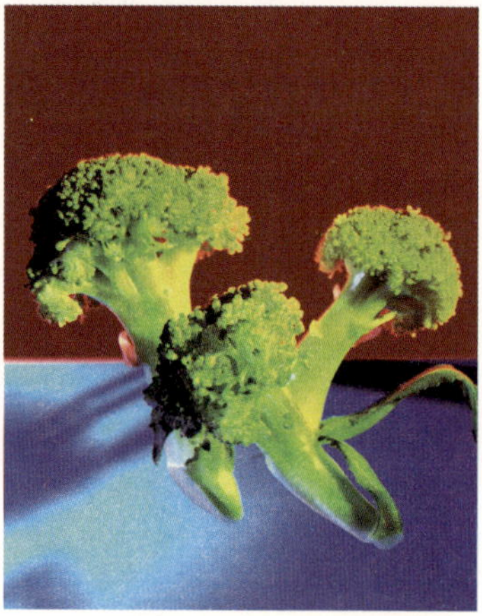

十字花科甘蓝类蔬菜：如青花菜、花菜、甘蓝、叶甘蓝、芥兰等含有吲哚类萝卜硫素、异硫氰酸盐、类胡萝卜素、维生素C等，对防治肿瘤、心血管病有较好的作用，特别是青花菜。

豆类中，**如大豆、黑豆等所含的类黄酮、异黄酮、蛋白酶抑制剂、肌醇、大豆皂苷、维生素B，对降低血胆固醇、调节血糖、减低癌症发病率及防治心血管、糖尿病有良好的效果。**

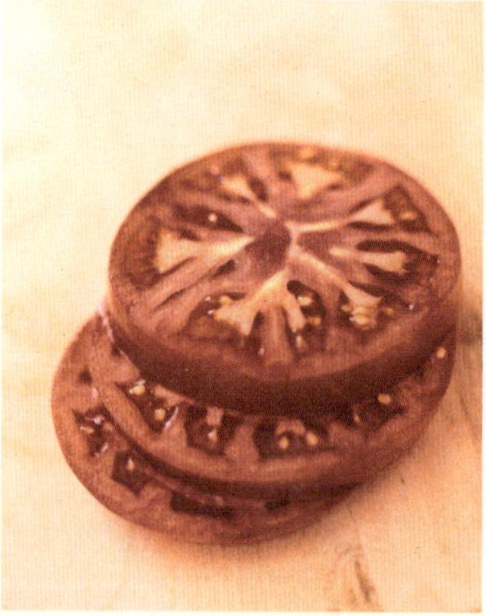

芦笋含有丰富的谷胱甘肽、叶酸，对防止新生儿脑神经管缺损、防肿瘤有良好效果。

胡萝卜中含有丰富的类胡萝卜素及大量可溶性纤维素，有益于保护眼睛提高视力，可降低胆固醇，减少癌症与心血管病发病。

葱蒜类蔬菜，有丰富的二丙烯化合物，甲基硫化物等多种功能植物化学物质，有利于防治心血管疾病，常食可预防癌症，还有消炎杀菌等作用。

茄果类蔬菜，番茄中丰富的茄红素高抗氧化剂能抗氧化，降低前列腺癌及心血管疾病的发病率。茄子中含有多种生物碱，有抑癌、降低血脂、杀菌、通便的作用。辣椒、甜椒含丰富维生素、类胡萝卜素、辣椒多酚等，能增强血凝溶解，有“天然阿司匹林”之称。

黄瓜所含的蛋白酶有助于人对蛋白质的吸收。

芹菜是一二年生草本植物。芹菜中含有芹菜油、蛋白质、无机盐和丰富的维生素。除做蔬菜外，中医上还有止血、利尿、降血压等功能。

辣椒，又叫番椒、海椒等，是一种茄科辣椒属植物。辣椒属为一年或多年生草本植物。果实通常成圆锥形或长圆形，未成熟时呈绿色，成熟后变成鲜红色、黄色或紫色，以红色最为常见。辣椒的果实因果皮含有辣椒素而有辣味，能增进食欲。辣椒中维生素 C 的含量在蔬菜中居第一位。小小一颗辣椒中，维生素 A、B 族维生素、维生素 C、E、K、胡萝卜素、叶酸等维生素全都包括了。其次，辣椒中还含有钙和铁等矿物质以及膳食纤维。

根据相关国家的医学机构研究表明：人每天至少要食用 1 000 克左右的蔬菜。

蔬菜选购

看颜色

蔬菜品种繁多，营养价值各有千秋。总体上可以按照颜色分为两大类：深绿色叶菜，如菠菜、苋菜等。这些蔬菜富含胡萝卜素、维生素 C、维生素 B_2 和多种矿物质；浅色蔬菜，**如大白菜、生菜等。这些蔬菜有的富含维生素 C，胡萝卜素和矿物质的含量较低。**

看形状

形状正常的蔬菜，一般是常规栽培、未用激素等化学品处理过的，可以放心地食用。“异常”蔬菜则可能用激素处理过，如韭菜，当它的叶子特别宽大肥厚，比一般宽叶韭菜还要宽 1 倍时，就可能在栽培过程中用过激素。未用过激素的韭菜叶较窄，吃时香味浓郁。

看鲜度

许多消费者认为，蔬菜叶子虫洞较多，表明没打过药，吃这种菜安全。其实，这是靠不住的。蔬菜是否容易遭受虫害是由蔬菜的不同成分和气味的特异性决定的。通过对市场上销售的蔬菜抽检后发现，硝酸盐含量由强到弱的排列是：根菜类、薯芋类、绿叶菜类、白菜类、葱蒜类、豆类、瓜类、茄果类、食用菌类。其规律是蔬菜的根、茎、叶的污染程度远远高于花、果、种子。这个规律可以指导我们正确购买蔬菜，尽可能多吃些瓜、果、豆和食用菌，如黄瓜、番茄、毛豆、香菇等。

蔬菜保存

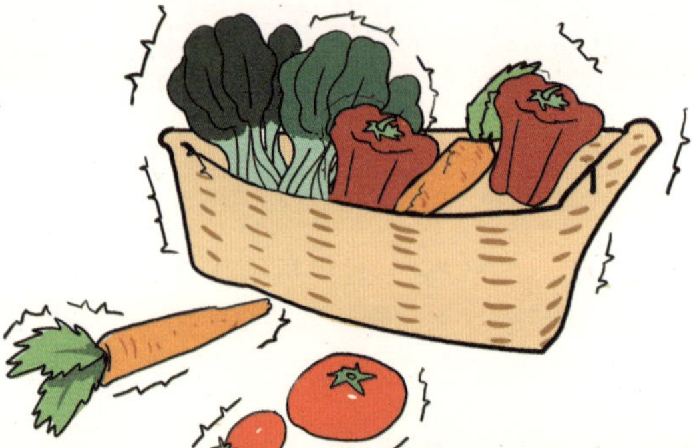

蔬菜买回来适合竖着放而不是平放，竖着放的蔬菜生命力强，叶绿素、含水量、维生素等比平放保存得更好。蔬菜也不宜切开存放，蔬菜切开后，营养素会快速流失，还容

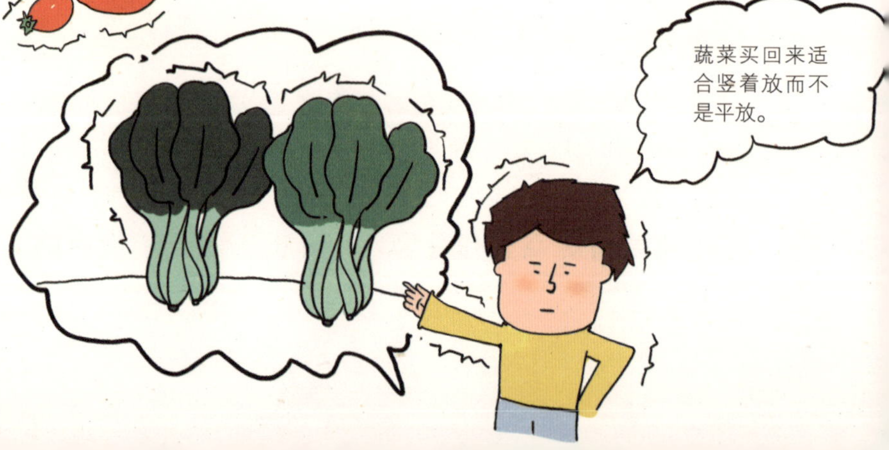

易氧化，同时增加了微生物入侵的机会，容易造成变质腐烂。

把不同蔬菜存放在冰箱内，这种做法不妥，因为每种蔬菜对于温度、湿度的要求不同。**如黄瓜、苦瓜、豇豆、南瓜等喜湿蔬菜，适宜存放在 10℃左右的环境中，但不能低于 8℃；绝大部分叶菜喜凉，适宜存放在 0℃~5℃的环境中，但不能低于 0℃。**蔬菜适宜存放的湿度为 85%左右。大蒜、大葱和洋葱等蔬菜则应选择湿度较低的干燥环境存放。存放蔬菜时，可选择较薄的保鲜袋，将新鲜完好的蔬菜放入保鲜袋，并用针在袋上扎 6 个小洞，然后将塑料袋封口。在冰箱内用适宜的温度存放。一定要记住买来的菜要装进无毒无害(一般非聚氯乙烯)的食品袋。

九大清洗绝招

1.去皮：蔬菜表面有蜡质，很容易吸附农药。因此，对能去皮的蔬菜，应先去皮后再食用。

2.水洗：一般蔬菜先用清水至少冲洗 3 ~ 6 遍，然后泡入淡盐水中再冲洗一遍。对包心类蔬菜，可先切开，放在清水中浸泡 1 ~ 2 小时，再用清水冲洗，以清除残附的农药。

3.碱洗：先在水中放上一小勺碱粉(无水碳酸钠)或冰碱(结晶碳酸钠)，搅匀后再放入蔬菜。浸泡 5 ~ 6 分钟，把碱水倒出去，接着用清水漂洗干净。如没有碱粉或冰碱，可用小苏打代替，但适当延长浸泡时间，一般需 15 分钟左右。

4.用洗洁精洗涤：用稀释 300 倍的洗洁精先清洗一次，再用清水冲洗 1 ~ 2 遍，这样可去除蔬菜上的病菌、虫卵和残留的农药。

5.用开水烫：对有些残留农药的最好清除方法是烫，如青椒、菜花、豆角、芹菜等，在下锅炒或烧前最好先用开水烫一下。据试验，该方法可清除 90%以上的残留农药。

6.阳光晒：利用阳光中多光谱效应，会使蔬菜中部分残留农药被分解、破坏。这样经日光照射晒干后的蔬菜，农药残留较少。据测定，鲜菜、水果在阳光下照射 5 分钟，有机氯、有机汞农药的残留量损失达60%。对于方便贮藏的蔬菜，最好先放置一段时间，空气中的氧与蔬菜中的色酶对残留农药有一定的分解作用。购买蔬菜后，在室温下放24小时左右，残留化学农药平均消失率为5%。

7.用盐清洗：种植蔬菜的过程中常常使用化学农药和肥料，为了消除蔬菜表皮残留的农药，使用1%～3%的淡盐水洗涤蔬菜可以取得良好的效果。另外，秋季收割的蔬菜，往往在菜根部位或者菜叶背面的纹里躲藏着各种小虫，用淡盐水洗菜，可以轻松地将其除去。

8.用醋洗菜：电冰箱并不是保鲜箱，若用冰箱保存蔬菜，蔬菜会因保存的时间较长而发酵，可以往洗菜盆内的清水中滴3～5滴食醋，五六分钟后再将菜洗净，洗好的蔬菜将鲜亮如初。

9.瓜菜不宜先切后洗：有的人清洗瓜菜时喜欢先切后洗，这不对。因为瓜菜含有多种维生素和无机盐，先切后洗，这些维生素就会通过瓜菜上的切口溶于水中而损失。所以，瓜菜应当先洗后切。

此外，用淘米水洗菜能除去残留在蔬菜上的部分农药。

炒蔬菜怎样保持鲜绿

蔬菜在烹制时往往变成黄色，怎样让它保持鲜绿色呢？

1.盖锅要适时，如果一开始把锅盖得严严的，就会**褪色发黄**，这是因为蔬菜的叶绿素中含有镁，这种物质在做菜时会被蔬菜的另一种物质——有机酸替代出来，生成一种黄绿色的物质。如果先炒或煮一下，让这种物质受热、挥发出来，再盖好锅盖，就不会使叶绿素受酸的作用而变黄了。

2.若为了美观，可在烹调时稍加些小苏打，能使蔬菜的颜色**更加鲜艳透明。**

蔬菜的颜色与营养的关系

绿色蔬菜：含有丰富的维生素C、B_1、B_2、胡萝卜素及多种微量元素。对高血压及失眠者有一定的镇静作用，并有益肝脏。绿色蔬菜还含有酒石黄酸，能阻止糖类变成脂肪。

红色蔬菜：有西红柿、红辣椒、红萝卜等，能提高人们的食欲和刺激神经系统的兴奋。红色食品中含有胡萝卜素和其他红色素，能增加人体抵抗组织中细胞的活力。

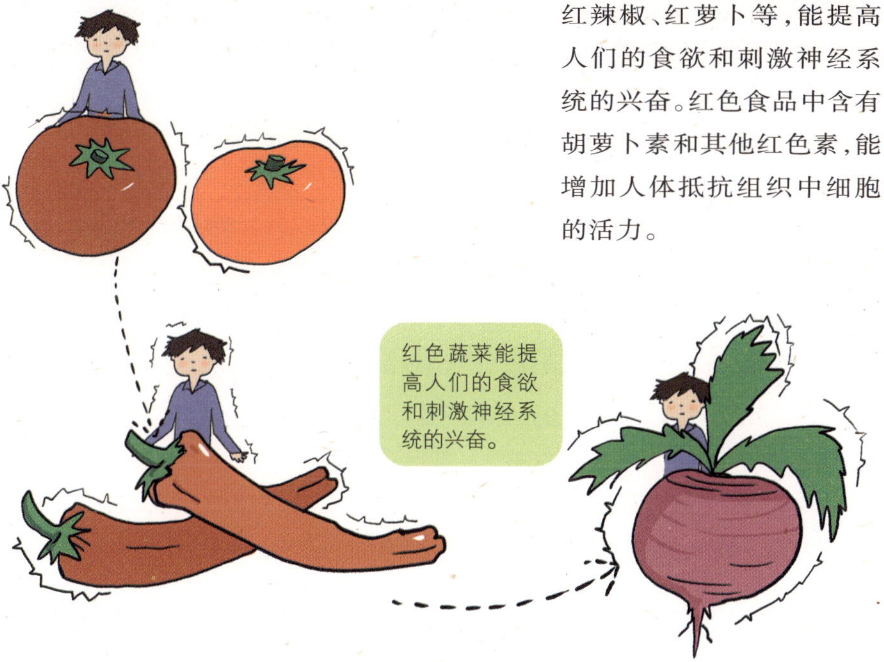

黄色蔬菜：有韭黄、南瓜、胡萝卜等，富含维生素 E，能减少皮肤色斑，延缓衰老，对脾、胰等脏器有益，并能调节胃肠消化功能。黄色蔬菜及绿色蔬菜所含的黄碱素有较强的抑癌作用。

紫色蔬菜：有紫茄子、扁豆等。它们有调节神经和增加肾上腺素分泌的功效。最近的研究还发现，紫茄子比其他蔬菜含更多维生素 P，它能增强身体细胞之间的黏附力，提高微血管的强度，降低脑血管栓塞的概率。

黑色蔬菜：有黑茄子、海带、黑香菇、黑木耳等，能刺激人的内分泌和造血系统，促进唾液的分泌。黑木耳含有一种能抗肿瘤的活性物质，可防治食道癌、肠癌、骨癌。

白色蔬菜：有茭白、莲藕、竹笋、白萝卜等，对调节视觉和安定情绪有一定的作用，对高血压和心脏病患者有益处。

哪些蔬菜不能拌着吃

现在很多人觉得生吃蔬菜是最健康的方法，当然生吃蔬菜的好处也是很多的，但专家表示，并不是所有的蔬菜都能生吃的。那么，哪些蔬菜不能生吃呢？

要想生吃蔬菜，最好选择那些无公害的绿色蔬菜或有机蔬菜，在无土栽培条件下生产的蔬菜，也可以放心生吃。洗一洗就可生吃的蔬菜，包括胡萝卜、白萝卜、番茄、黄瓜、柿子椒、大白菜心等。这些蔬菜中所含的营养素，**例如维生素C及B族维生素，很容易受到加工及烹调的破坏，生吃有利于营养成分的保存。**生吃的方法包括饮用自制的新鲜蔬菜汁，或将新鲜蔬菜凉拌，可适当加点儿醋，少放点儿盐。

然而，并非每一种蔬菜都适合直接生食，有些蔬菜最好放在开水里焯一焯再吃；有些蔬菜则必须煮得熟透后再食用。

四类蔬菜不宜生吃：

第1类：含草酸较多的蔬菜

含草酸较多的蔬菜，如菠菜、竹笋、茭白等。草酸在肠道内会与钙结合成难吸收的草酸钙，干扰人体对钙的吸收。因此，凉拌前一定要用开水焯一下，除去其中大部分草酸。

第2类：马齿苋等野菜

马齿苋等野菜，需要焯一下彻底去除尘土和小虫，防止过敏。

第3类：十字花科蔬菜

十字花科蔬菜如西兰花、菜花等，这些富含营养的蔬菜焯过后口感更好，其中丰富的纤维素也更容易消化。

第4类：芥菜类蔬菜

芥菜类蔬菜如大头菜等，它们含有一种叫硫代葡萄糖苷的物质，经水解后能产生挥发性芥子油，具有促进消化吸收的作用。

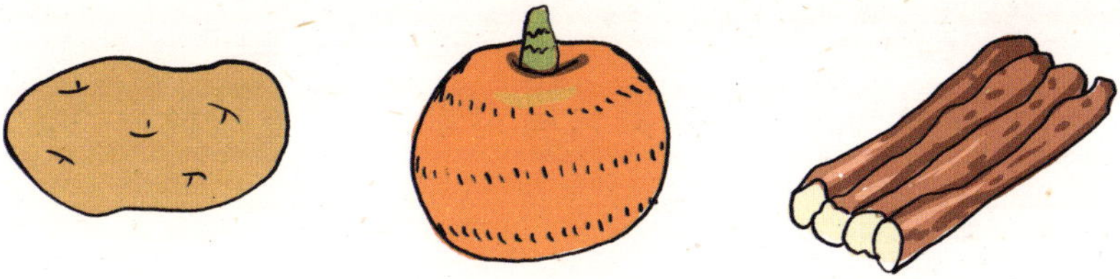

土豆　　芋头　　山药

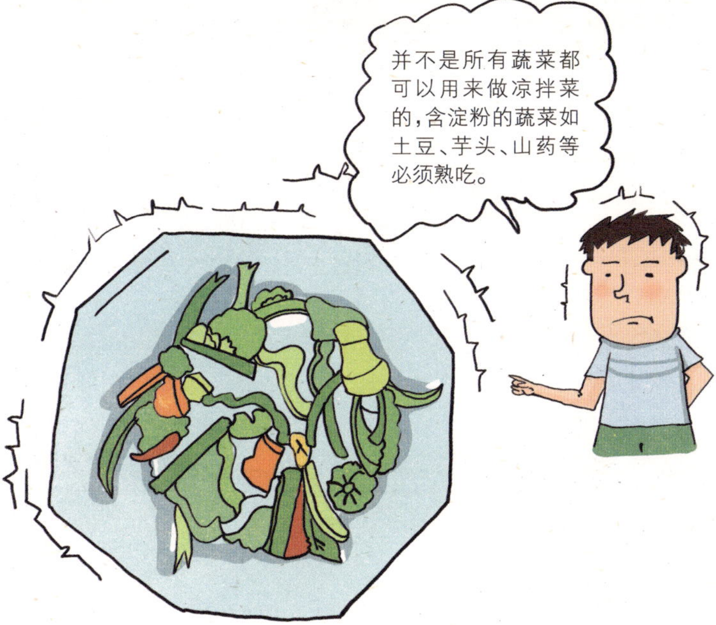

此外，莴苣、荸荠等生吃之前也最好先削皮、洗净，用开水焯一下再吃，这样更卫生，也不会影响口感和营养含量。

当然，并不是所有蔬菜都可以用来做凉拌菜的，含淀粉的蔬菜如土豆、芋头、山药等必须熟吃，否则其中的淀粉粒不破裂，人体无法消化。扁豆含有大量的皂素和红细胞凝集素，食用时若没有熟透，会引发中毒。烹煮扁豆的时间宜长不宜短，直至熟透变色，方可安全食用。**豆芽宜炒熟吃，即使凉拌，也一定要先将它们煮熟。**

生、熟都吃对身体更有益：

1.鲜木耳和鲜黄花菜含有毒素，不可直接食用。吃干木耳时，烹调前宜用温水泡发，泡发后仍然紧缩在一起的部分不宜吃；干黄花菜用冷水发制较好。

2. 蔬菜生吃和熟吃互相搭配，对身体更有益处。比如，萝卜种类繁多，生吃以汁多辣味少者为好，但其属于凉性食物，阴虚体质者还是熟吃为宜。

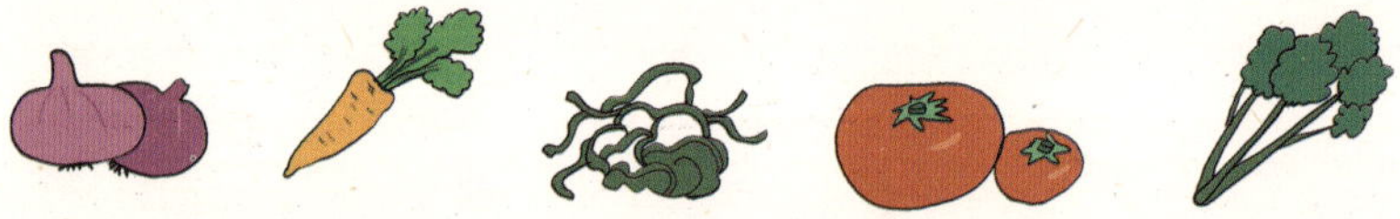

洋葱　胡萝卜　海藻　西红柿　芹菜

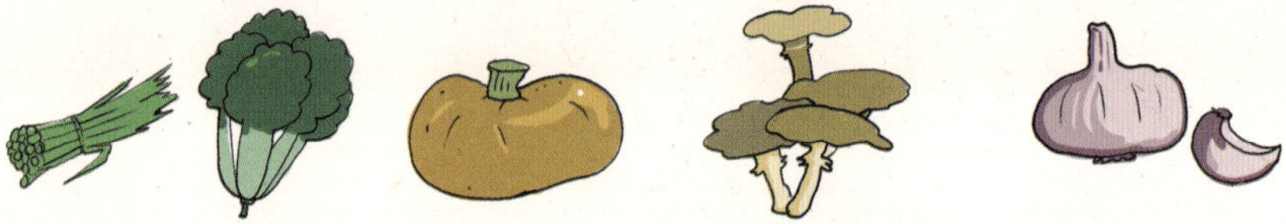

韭菜　大白菜　南瓜　蘑菇　大蒜

抗癌蔬菜

许多蔬菜中含有抗癌物质，都具有防癌、抗癌的作用。以下十种蔬菜最受青睐。

（1）洋葱：洋葱中含有的栎皮黄素，是目前已知的最有力的天然抗癌物质之一。它可抑制多种致癌物质的活性，还可防止癌细胞的生长。

(2)胡萝卜：胡萝卜中的胡萝卜素，人食后于体内可生成维生素A，具有稳定的上皮细胞，阻止细胞过度增殖引起癌变的作用。因胡萝卜素为脂溶性物质，生吃不易被吸收，宜用油烹调后食用。

(3)海藻：其抗癌机制是：海藻类菜（包括海带、紫菜、裙带菜等）所含纤维素高，不易被消化，可促进肠蠕动，利于体内有害物质的排出。癌症患者的血液多呈酸性，而含钙等无机盐丰富的海藻，能调节和平衡血液的酸碱度。

此外，常食海藻，有防治甲状腺肿大和预防便秘的作用。

(4)西红柿：西红柿富含维生素C，可增强人体抗病能力，刺激人体生成能抗癌的干扰素，阻止人体对致癌物亚硝胺的吸收。

(5)(6)芹菜、韭菜：都含有丰富的纤维素，可促进胃肠蠕动，减少致癌物质在消化道中的滞留时间，减弱了致癌物对机体的侵害。

(7)(8)大白菜、南瓜：含微量元素钼，可阻止体内致癌物质亚硝胺的合成。南瓜还含有分解亚硝胺的酶。

(9)蘑菇：蘑菇具有低热能、高蛋白、高纤维素的特点。蘑菇所含的纤维素能吸收胆固醇和防止便秘，使肠内有害物质能及早排出体外，对防治高胆固醇血症、便秘和癌症，有一定效果。

(10)大蒜：大蒜中有一种有机硫化合物（蒜氨酸），能消除亚硝胺。每天吃10克大蒜，对预防癌症，特别是胃癌非常有益。山东出产大蒜地区的人们吃大蒜多，胃癌发病率明显低于其他地区。

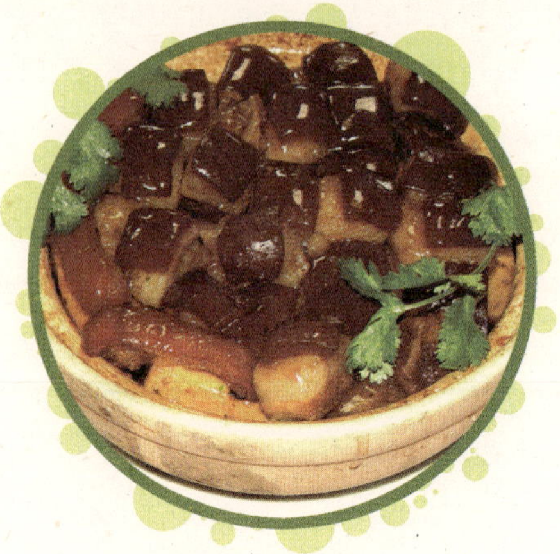

东北乱炖 女人滋补佳品

东北乱炖很适合女人食用，有着超好的滋阴补血效果。东北乱炖原料有西红柿、茄子、南瓜、青椒、扁豆、圆白菜和土豆，还有极具东北特色的蘑菇和豆泡，这是一道营养搭配比较合理，许多家庭

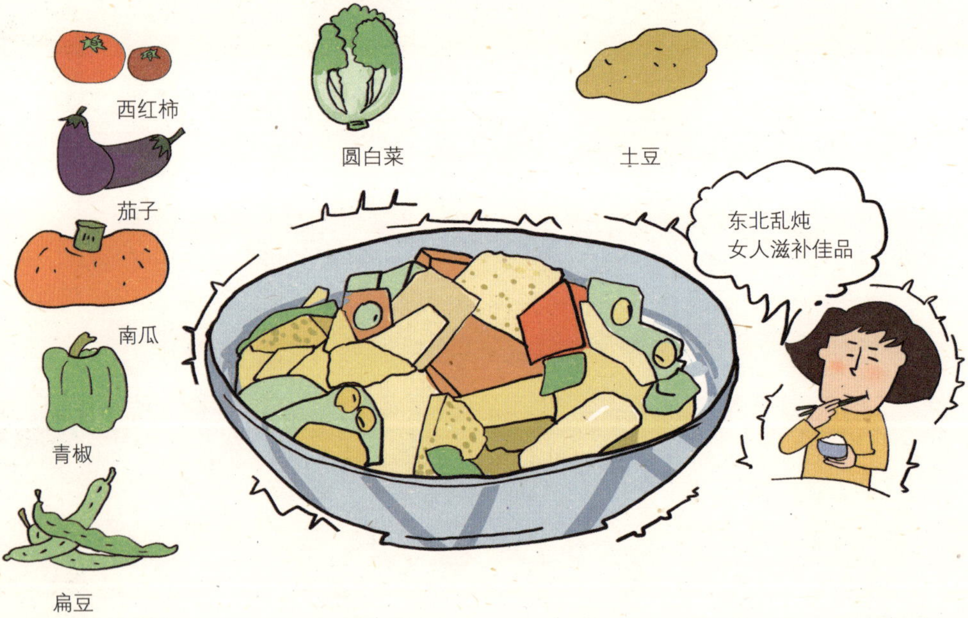

主妇都会做的菜肴。

单这一道菜肴，就有将近十种食物，非常符合食物多样化的营养学要求，而且，红色的西红柿、蓝紫色的茄子、橙黄色的南瓜、绿色的青椒和扁豆、白色的圆白菜和土豆、黑色的蘑菇等食物，也很符合每天吃5～7种颜色食物的健康营养理念。

一般来说，食物中的维生素C很怕热，遇热就要遭到破坏，是很忌讳放在炖菜中的。可是，西红柿中因含有一种特殊的酶，使维生素C在烹调过程中受破坏的程度很小。另外，西红柿中含有丰富的番茄红素，这是一种类似于脂溶性的东西，只有在加热以及有油脂的情况下，才能更好地被人体所吸收、利用，因此，把西红柿放到这道菜里正是绝配。

西红柿的番茄红素、南瓜的β－胡萝卜素、番茄和茄子的生物类黄酮、青椒中的维生素C等都是强大的抗氧化剂，蘑菇中含有大量的B族维生素和矿物质，豆泡含有优质蛋白质，可以提供多种营养素和抗氧化剂，对于增强人体免疫力和抵抗力大有裨益。

整道菜中值得一提的是蓝紫色的茄子，蓝紫色的食物是所有带颜色的食物中，抗氧化效果最强的。在帮助减压、延缓甚至逆转对老化的大脑的某些损害、改善记忆力方面，是其他任何颜色的食物都无法比拟的。所以，你的餐桌上要增加蓝紫色的食物。

更难能可贵的是：西红柿和茄子内都含有奇高（700微克）的生物类黄酮，生物类黄酮能够防止低密度脂蛋白受到氧化，帮助减缓血液中血小板凝块的趋势，还可以使心脏中的动脉血管和毛细血管变得更加强健，具有调节血压及心脏的功能，可预防心脏病及中风的发生，并可阻止癌细胞产生扩散；还可预防白内障；增加毛细血管的强度，防止毛细血管破裂、渗漏和出血。如皮肤易损伤或擦伤、静脉曲张、牙龈出血、流鼻血、习惯性小产的女性以及遭受痔疮痛苦之人应经常食用。

每周或隔周炖一次肉，最好是牛肉，因为这是最养血的食物，炖牛肉的肉汤绝不能倒掉，因为这是做乱炖的好食材。

东北乱炖做法很简单，就是把所有的材料，如土豆、茄子、西葫芦、西红柿、柿子椒、豆角等，都切成相似大小的块，然后放到锅里炖。因为加了牛肉汤，所以不用担心短时间会糊，但要注意隔五分钟需要去翻一下，让所有的材料都能充分受热，混合均匀、上味。

别忘了盖上盖子，避免水溶性维生素都随着蒸汽挥发了。当你发现所有的材料都烂熟了以后就可以关火了，最后加入适量的盐调味。有肉有菜，丰富的蛋白质、维生素和矿物质，对怀孕的女性和老人来说是很不错的选择。

因为有了肉汤，所以放入各式的蘑菇是非常美味的，而且像喜好吸肉味的茄子、豆角、西红柿、土豆及各式绿叶蔬菜，含有丰富膳食纤维的魔芋都可以放入作为食材，叶菜应晚些放入。这样一道菜中的食材就可以超过十种，可谓营养丰富。

在调味料的选择方面，大料、低钠盐和铁强化的上等生抽不但可以使炖菜的味道鲜美，而且可以达到更好的补血效果。

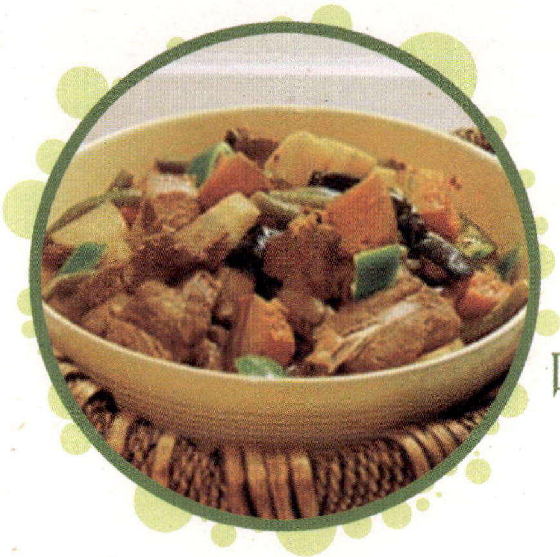

哪些菜搭配着吃最健康?

饮食中**"食物相克"**的说法,意思是说两种食物放在一起食用,如搭配不当,极容易导致生病或中毒,如甲鱼与苋菜、黄瓜与花生等。但从现代营养科学的观点看,两种或两种以上的食物如果搭配合理,不仅不会**"相克"**,而且还会**"相生"**,起到营养互补、相辅相成的作用。俗语叫**"鸳鸯配"**。

猪肝配菠菜

猪肝、菠菜都具有补血的功能,一荤一素,相辅相成,对治疗贫血有奇效。

芝麻配海带

把它们放一起同煮,能起到美容、抗衰老的作用。因为芝麻能改善血液循环,促进新陈代谢,其中的亚油酸有调节胆固醇的功能,维生素E又可防衰老。海**带含有钙和碘,能对血液起净化作用。促进甲状腺素的合成,两者合一,效果倍增。**

糙米配咖啡

把糙米蒸熟碾成粉末，**加上牛奶、砂糖就可饮用**，糙米营养丰富，对医治痔疮、便秘、高血压等均有较好的疗效；咖啡能提神，拌以糙米，更具风味。

牛肉配土豆

牛肉营养价值高，并有健脾胃的作用。但牛肉粗糙，有时会破坏胃黏膜，土豆与之同煮，不但味道好，且土豆含有丰富的维生素，能起到保护胃黏膜的作用。

百合配鸡蛋

有滋阴润燥、清心安神的功效。中医认为，百合清痰水、补虚损，而蛋黄则能除烦热、补阴血，二者加糖调理，效果更佳。

羊肉配生姜

羊肉补阳生暖，生姜驱寒保暖，相互搭配，暖上加暖，同时还可驱外邪，并可治体寒腹痛。

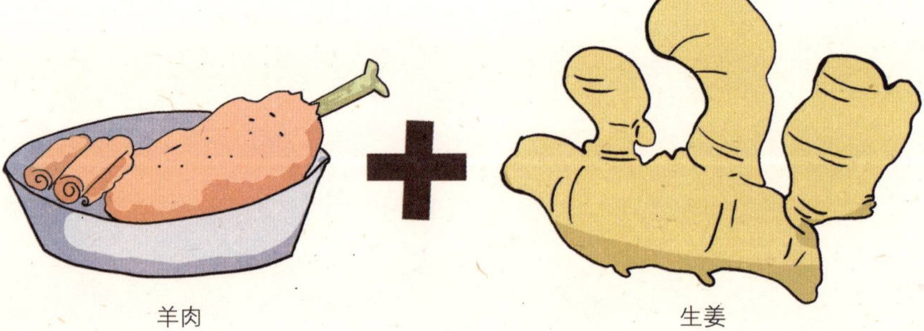

甲鱼配蜜糖

不仅甜味上口、鲜美宜人，而且含有丰富的蛋白质、脂肪、多种维生素，并含有辛酸、硅酸等，实为不可多得的强身剂，对心脏病、肠胃病、贫血均有疗效，还能促进生长，预防衰老。

鸭肉配山药

老鸭既可补充人体水分又可补阴、清热止咳，山药的补阴之力更强，与鸭肉共食，**可消除油腻，补肺效果更佳。**

鲤鱼配米醋

鲤鱼本身有涤水之功，人体水肿除肾炎外大都是湿肿，米醋有利湿的功效，若与鲤鱼共食，利湿的效果倍增。

肉配大蒜

俗话说：**“吃肉大蒜，营养减一半”，**这是有一定科学道理的，但从科学上讲，肉和大蒜确实应该相伴而食。据研究，维生素 B 在人体内停留的时间很短，吃肉时再吃点儿大蒜素，不仅可使维生素 B 的析出量提高数倍，还能使它原来溶于水的性质变为溶于脂的性质，从而延长维生素 B 在人体内的停留时间，这样对促进血液循环以及尽快消除身体疲劳、增强体质等都有重要的意义。**因此，吃肉的时候，别忘了吃几瓣大蒜。**

第四章

一饮堂

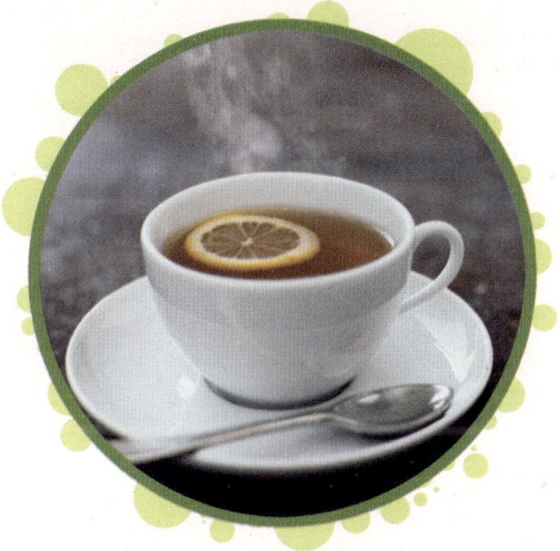

入间仙茗——茶

茶原为我国南方的嘉木，茶叶作为一种著名的保健饮品，是古代南方人民对饮食文化的贡献，也是中华民族对世界饮食文化的贡献。三皇五帝时代的神农有以茶解毒的故事流传，黄帝则姓姬名荼，荼即古茶字。茶属于山茶科，为常绿灌木或小乔木植物，植株高达1～6米。茶树喜欢湿润的气候，在我国长江流域以南地区有广泛栽培。茶树叶子制成茶叶，泡水后使用，有强心、利尿的功效。茶树种植3年就可以采叶子，一般清明前后采摘长出4～5个叶的嫩芽，用这种嫩芽制作的茶叶质量非常好，属于茶中的珍品。

茶——清火去疾

药物学专著《本草纲目》的作者李时珍很喜欢饮茶，称自己为"每饮新茗，必至数碗"。书中言茶部分，分释名、集解、茶、茶子四部，对茶树生态，各地茶产，栽培方法等均有记述，对茶的药理作用记载也很详细，曰："茶苦而寒，阴中之阴，沉也，降也，最能降火。火为百病，火降则上清矣。然火有五次，有虚实。苦少壮胃健之人，心肺脾胃之火多盛，故与茶相宜。"认为茶有清火去疾的功能。

茶药与茶疗

茶文化与中医药，两者间有着十分密切的关系，而且都与神农氏这一传说有关。

由于祁龙泡茶叶有很好的医疗效用，所以唐代即有“茶药”一词；宋代林洪撰的《山家清供》中，也有“茶，即药也”的论断。可见，茶就是药，并为药书（古称本草）所收载。但近代的习惯，“茶药”一词则仅限于方中含有茶叶的制剂。由于茶叶有很多的功效，可以防治内外、妇儿各科的很多病症，所以，茶不但是药，而且是“茶为万病之药”。

茶不但有对多种疾病的治疗效能，而且有良好的延年益寿、抗老强身的作用。

茶水的营养成分列表

(每 100 克中含)

成分名称	含量	成分名称	含量	成分名称	含量
可食部	100	水分(克)	99.8	能量(千卡)	0
能量(千焦)	0	蛋白质(克)	0.1	脂肪(克)	0
碳水化合物(克)	0	膳食纤维(克)	0	胆固醇(毫克)	0
灰分(克)	0.1	维生素 A(毫克)	0	胡萝卜素(毫克)	0
钙(毫克)	2	磷(毫克)	1	钾(毫克)	1
钠(毫克)	3.9	镁(毫克)	3	铁(毫克)	0.1
锌(毫克)	0.03	硒(微克)	0.08	铜(毫克)	0.01
锰(毫克)	0.12	碘(毫克)	0		

按照茶的功效分类

路丁茶:降血压、降血糖、提高人体免疫力。

苦丁茶:降血脂、降血压、降血糖。

一叶茶:清肝利胆、降血脂、降血糖，适合糖尿病患者饮用。

薄荷茶:杀菌、强肝、健胃整肠、提神醒脑、调理消化功能。

薰衣草:润肺、养颜、美肤。

菩提子:减轻关节痛、肌肉酸痛、镇静、净化血管、预防动脉硬化、缓和焦虑。

牡丹花茶:调血清血、活化细胞、盗汗、月经失调。

茉莉花茶:调整荷尔蒙分泌、舒缓紧张、治疗腹痛、润肠。

花茶:散发积聚在人体内的冬季寒邪、促进体内阳气生发,令人神清气爽。

绿茶:生津止渴,消食化痰,对口腔和轻度胃溃疡有加速愈合的功效。

青茶:润肤、润喉、生津、清除体内积热,让机体适应自然环境变化。

红茶:生热暖腹,增强人体的抗寒能力,还可助消化、去油腻。

柠檬草:镇静、帮助消化。

金盏花:治疗皮肤过敏、清热解毒、降肝火。

金橘茶:健胃、消除腹痛、助消化,可治喉咙痛、气喘。

刺五加茶:抗疲劳、抗衰老、调节内分泌、增强免疫力等。

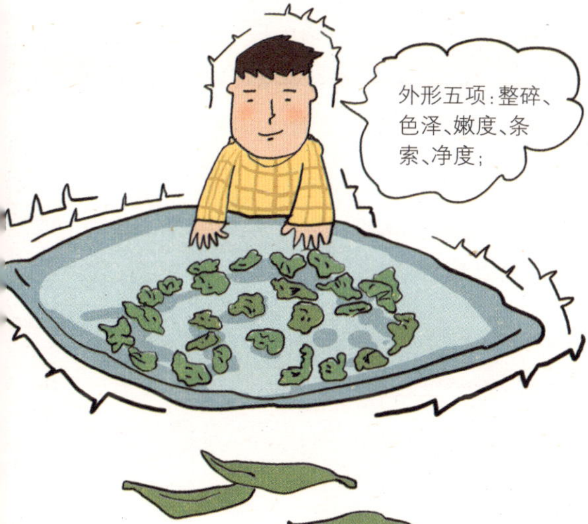

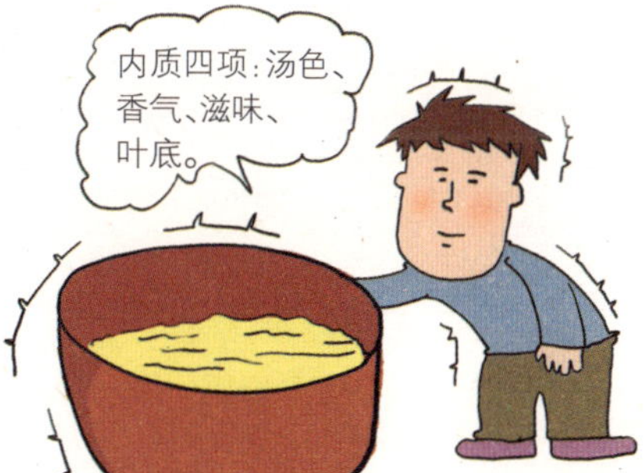

茶叶的选购

【九项指标】

外形五项：整碎、色泽、嫩度、条索、净度；

内质四项：汤色、香气、滋味、叶底。

茶叶的选购不是易事，要想得到好茶叶，需要掌握大量的知识，如各类茶叶的等级标准，价格与行情，以及茶叶的审评、检验方法等。茶叶的好坏，主要从色、香、味、形四个方面鉴别，但是对于普通饮茶之人，购买茶叶时，一般只能观看干茶的外形和色泽，闻干香，使得判断茶叶的品质更加不易。这里粗略介绍一下鉴别干茶的方法。干茶的外形，主要从五个方面来看，即嫩度、条索、色泽、整碎和净度。

1.嫩度

嫩度是决定品质的基本因素，所谓“干看外形，湿看叶底”，就是指嫩度。一般嫩度好的茶叶，容易符合该茶类的外形要求（如龙井之“光、扁、平、直”）。此外，还可以从茶叶有无锋苗去鉴别。锋苗好，白毫显露，表示嫩度好，做工也好。如果原料嫩度差，做工再好，茶条也无锋苗和白毫。但是不能仅从茸毛多少来判别嫩度，因各种茶的具体要求不一样，如极好的狮峰龙井是体表无茸毛的。再者，茸毛容易假冒，人工做上去的很多。芽叶嫩度以多茸毛做判断依据，只适合于毛峰、毛尖、银针等“茸毛类”茶。

2.条索

条索是各类茶具有的一定外形规格，如炒青条形、珠茶圆形、龙井扁形、红碎茶颗粒形等等。一般长条形茶，看松紧、弯直、壮瘦、圆扁、轻重；圆形茶看颗粒的松紧、匀正、轻重、空实；扁形茶看平整光滑程度和是否符合规格。一般来说，条索紧、身骨重、圆（扁形茶除外）而挺直，说明原料嫩、做工好、品质优；如果外形松、扁（扁形茶除外）、碎，并有烟、焦味，说明原料老、做工差、品质劣。以杭州地区绿茶条索标准为例：一级、二级、三级、四级、五级、六级；细紧有锋苗、紧细尚有锋苗、尚紧实、尚紧、稍松、粗松。可见，以紧、实、有锋苗为上。

3.色泽

茶叶色泽与原料嫩度、加工技术有密切关系。各种茶均有一定的色泽要求，如红茶乌黑油润、绿茶翠绿、乌龙茶青褐色、黑茶黑油色等。但是无论何种茶类，好茶均要求色泽一致、光泽明亮、油润鲜活，如果色泽不一、深浅不同、暗而无光，说明原料老嫩不一、做工差、品质劣。

茶叶的色泽还和茶树的产地以及季节有很大关系。如高山绿茶，色泽绿而略带黄，鲜活明亮；低山茶或平地茶色泽深绿有光。制茶过程中，由于技术不当，也往往使色泽劣变。购茶时，应根据具体购买的茶类来判断。

4.整碎

整碎就是茶叶的外形和断碎程度，以匀整为好，断碎为次。比较标准的茶叶审评是将茶叶放在盘中(一般为木质)，使茶叶在旋转力的作用下，依形状大小、轻重、粗细、整碎形成有次序的分层。其中粗壮的在最上层，紧细重实的集中于中层，断碎细小的沉积在最下层。各茶类，都以中层茶多为好。上层一般是粗老叶子多，滋味较淡，水色较浅；下层碎茶多，冲泡后往往滋味过浓，汤色较深。

茶叶的品质好坏，在没有科学仪器和方法鉴定的时候，可以通过色、香、味、形四个方面来评价。而用这四个方面来评定茶叶质量的优劣，通常采用看、闻、摸、品进行鉴别，即看外形、色泽，闻香气，摸身骨，开汤品评。

①色泽——不同茶类有不同的色泽特点。绿茶中的炒青应呈黄绿色，烘青应呈深绿色，蒸青应呈翠绿色，龙井则应在鲜绿色中略带米黄色；如果绿茶色泽灰暗、深褐，质量必定不佳。绿茶应呈浅绿或黄绿，清澈明亮；若为暗黄或混浊不清，肯定不是好茶。红茶应乌黑油润，汤色红艳明亮，有些上品功夫红茶，其茶汤可在茶杯四周形成一圈黄色的油环，俗称“金圈”；若汤色暗淡，混浊不清，必是下等红茶。乌龙茶则以色泽青褐、光润为好。

②香气——各类茶叶本身都有香味，如绿茶具清香，上品绿茶还有兰花香、板栗香等，红茶具清香及甜香或花香；乌龙茶具熟桃香等。若香气低沉，定为劣质茶；有陈气的为陈茶；有霉气等异味的为变质茶。就是苦丁茶，嗅起来也具有自然的香气。花茶则更以浓香吸引茶客。

③口味——或者叫茶叶的滋味，茶叶的本身滋味由苦、涩、甜、鲜、酸等多种成分构成。其成分比例得当，滋味就鲜醇可口，同时，不同的茶类，滋味也不一样，上等绿茶初尝有其苦涩感，但回味浓醇，令口舌生津；粗老劣茶则淡而无味，甚至涩口、麻舌。上等红茶滋味浓厚、强烈、鲜爽；低级红茶则平淡无味。苦丁茶入口是很苦的，但饮后口有回甜。

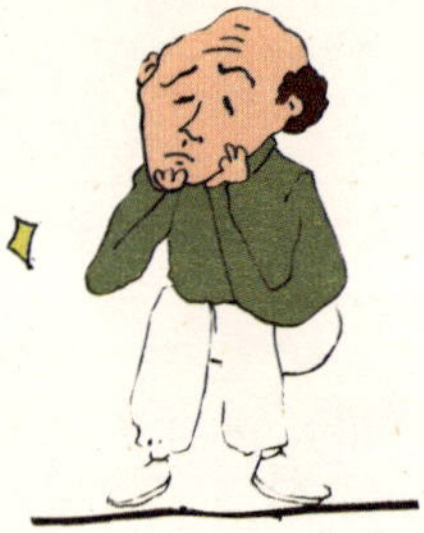

④外形——从茶叶的外形可以判断茶叶的品质，因为茶叶的好坏与茶采摘的鲜叶直接相关，也与制茶有关，这都反应在茶叶的外形上。如好的龙井茶，外形光、扁、平、直，形似碗钉；好的珠茶，颗粒圆紧、均匀；好的功夫红茶条索紧齐，红碎茶颗粒齐整、划一；好的毛峰茶芽毫多、芽锋露等等。如果条索松散、颗粒松扁、叶表粗糙、身骨轻飘，就算不上是好茶了。

喝茶的正确方法

新茶并非越新越好，喝法不当易伤肠胃，由于新茶刚采摘回来，存放时间短，含有较多的未经氧化的多酚类、醛类及醇类等物质，这些物质对健康人群并没有多少影响，但对胃肠功能差，尤其本身就有慢性胃肠道炎症的病人来说，这些物质就会刺激胃肠黏膜，原本胃肠功能较差的人更容易诱发胃病。因此，新茶不宜多喝，存放不足半个月的新茶更不要喝。

此外，新茶中还含有较多的咖啡因、活性生物碱以及多种芳香物质，这些物质还会使人的中枢神经系统兴奋，有神经衰弱、心脑血管病的患者应适量饮用，而且不宜在睡前或空腹时饮用。正确方法是放置半个月以后才能使用。平时情绪容易激动或比较敏感、睡眠状况欠佳和身体较弱的人，晚上还是以少饮或不饮茶为宜。

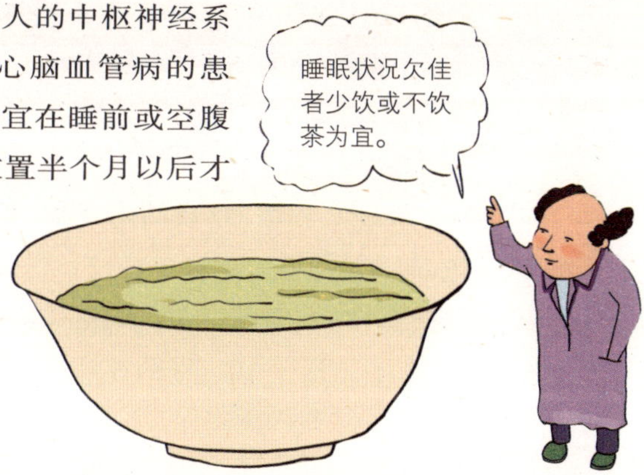

另外，晚上喝茶时要少放茶叶，不要将茶泡得过浓。喝茶的时间最好在晚饭之后，因为空腹饮茶会伤身体，尤其对于不常饮茶的人来说，会抑制胃液分泌，妨碍消化，严重的还会引起心悸、头痛等“茶醉”现象。

需要注意的是：以上功效是指未变质的隔夜茶 。一般夏季温度较高，茶水不宜超过 24 小时。

还要注意，茶属于刺激性饮料，含有鞣酸和咖啡碱，青少年不宜喝茶。

而且女生六个阶段千万别喝茶：

1.每月生理期来临时

2.孕妇正值怀孕期

3.孕妇将要临产前

4.刚生产完，想亲自哺乳的产妇

5.身为乳母者

6.正值更年期的女性

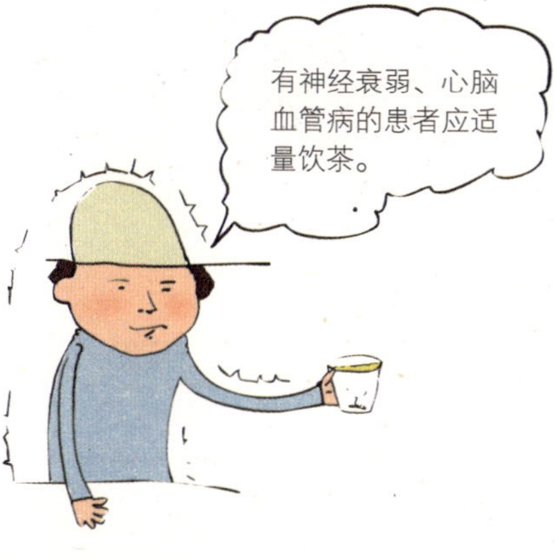

特别注意：

1.忌饮烫茶、凉茶（滞寒、聚痰）

2.忌冲泡次数过多（3、4 次后基本无茶汁，且其所含的微量有害元素是最后泡出）

3.忌饭前饮茶（饮食无味，降低消化器官吸收蛋白质的功能）和饭后马上饮茶（影响对蛋白质、铁质的吸收）

喝茶的好处

茶的最早发现与利用，是从药用开始的。“神农尝百草，日遇七十二毒，得茶而解之。”其实对丹丘子饮茶的记载还有早于此的汉代的《神异记》：余姚人虞洪，入山采茗。遇一道士，牵三青牛，引洪至瀑布山，曰：“予丹丘子也。闻子善具饮，常思见惠。山中有大茗，可以相给，祈子他日有瓯栖之余，乞相遗也。”因立奠祀。后常令家人入山，获大茗焉。丹丘子为汉代“仙人”，茶文化中最早的一个道家人物，历史上的余姚瀑布山为产茶名山。因此“大茗”与“仙茗”的记载亦完全一致。这几则记录中的“荼”与“茗”，也就是今天的茶。

茶对英国人而言是：健康之液，灵魂之饮，在我国被誉为“国饮”。现代科学大量研究证实，茶叶确实含有与人体健康密切相关的生化成分，茶叶不仅具有提神清心、清热解暑、消食化痰、去腻减肥、清心除烦、解毒醒酒、生津止渴、降火明目、止痢除湿等药理作用，还对现代疾病，如辐射病、心脑血管病、癌症等疾病，有一定的药理功效。可见，茶叶药理功效之多，作用之广，是其他饮料无可替代的。茶叶具有药理作用的主要成分是茶多酚、咖啡碱、脂多糖

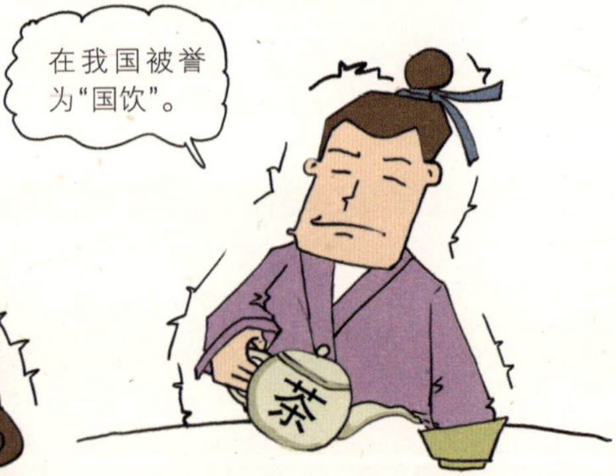

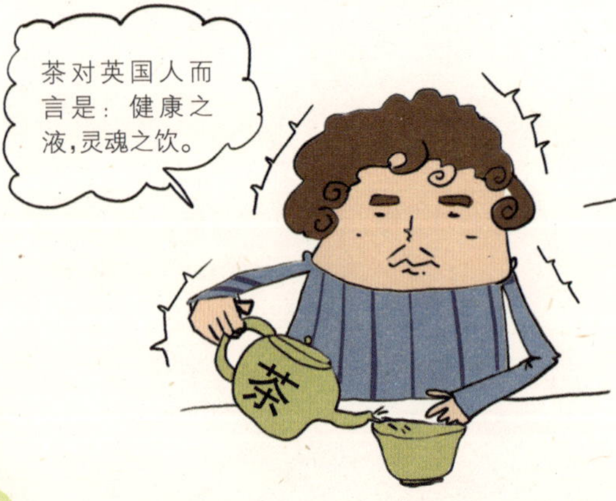

等。具体作用有：

1.有助于延缓衰老

茶多酚具有很强的抗氧化性和生理活性，是人体自由基的清除剂。据有关部门研究证明，1 毫克茶多酚清除对人机体有害的过量自由基的效能相当于 9 微克超氧化物歧化酶（SOD），大大高于其他同类物质。茶多酚有阻断脂质过氧化反应、清除活性酶的作用。据实验结果证实，茶多酚的抗衰老效果要比维生素 E 强 18 倍。

2.有助于抑制心血管疾病

茶多酚对人体脂肪代谢有着重要作用。人体的胆固醇、甘油三酯等含量高，血管内壁脂肪沉积，血管平滑肌细胞增生后形成动脉粥样化斑块等心血管疾病。茶多酚，尤其是茶多酚中的儿茶素及其氧化产物茶黄素等，有助于使这种斑状增生受到抑制，使血凝黏度增强的纤维蛋白原降低，凝血变清，从而抑制动脉粥样硬化。

3.有助于预防和抗癌

茶多酚可以阻断亚硝酸盐等多种致癌物质在体内合成，并具有直接杀伤癌细胞和提高机体免疫能力的功效。据有关资料显示，茶叶中的茶多酚对胃癌、肠癌等多种癌症的预防和辅助治疗均有裨益。

4.有助于预防和治疗辐射伤害

茶多酚及其氧化产物具有吸收放射性物质锶 90 和钴 60 毒害的能力。据有关医疗部门临床试验证实，对肿瘤患者在放射治疗过程中引起的轻度放射病，用茶叶提取物进行治疗，有效率可达 90%以上；对血细胞减少症，茶叶提取物治疗的有效率达 81.7%；对因放射性辐射而引起的白血球减少症，治疗效果更好。

5.有助于抑制和抵抗病毒菌

茶多酚有较强的收敛作用，对病原菌、病毒有明显的抑制和杀灭作用，对消炎止泻有明显效果。我国有不少医疗单位应用茶叶制剂治疗急性和慢性痢疾、阿米巴痢疾、流感等，治愈率达 90%。

6.有助于美容护肤

茶多酚是水溶性物质，用它洗脸能清除面部的油腻，收敛毛孔，具有消毒、灭菌、抗皮肤老化、减少日光中的紫外线辐射对皮肤的损伤等功效。

7.有助于醒脑提神

茶叶中的咖啡碱能促使人体中枢神经兴奋，增强大脑皮层的兴奋过程，起到提神、益思、清心的效果。

8.有助于利尿解乏

茶叶中的咖啡碱可刺激肾脏，促使尿液迅速排出体外，提高肾脏的滤出率，减少有害物质在肾脏中的滞留时间。咖啡碱还可排除尿液中的过量乳酸，有助于使人体尽快消除疲劳。

9.有助于降脂助消化

唐代《本草拾遗》中对茶的功效有“久食令人瘦”的记载。我国边疆少数民族有“不可一日无茶”之说。因为茶叶有助消化和降低脂肪的重要功效，用当今时尚语言说，就是有助于“减肥”。这是由于茶叶中的咖啡碱能提高胃液的分泌量，可以帮助消化，增强分解脂肪的能力。所谓“久食令人瘦”的道理就在这里。

10.有助于护齿明目

茶叶中含氟量较高，每100克干茶中的含氟量为10～15毫克，且80%为水溶性成分。若**每人每天**饮茶叶**10克**，则可吸收水溶性氟1～1.5毫克，而且茶叶是碱性饮料，可抑制人体钙质的减少，这对预防龋齿、护齿、健齿，都是有益的。据有关资料显示，在白内障患者中有饮茶习惯的占28.6%，无饮茶习惯的则占71.4%。这是因为茶叶中的维生素C等成分，能降低眼睛晶体混浊度，经常饮茶，对减少眼疾、护眼明目均有积极的作用。

绿茶是历史最早的茶类。古代人类采集野生茶树芽叶晒干收藏，可以看成是广义上的绿茶加工的开始，距今至少有三千多年。但真正意义上的绿茶加工，是从公元8世纪发明蒸青制法开始的，到12世纪又发明了炒青制法。绿茶的加工技术已比较成熟，一直沿用至今，并不断完善。

绿茶为我国产量最大的茶类，产区分布于各产茶省、市、自治区。其中以浙江、安徽、江西三省产量最高，质量最优，是我国绿茶生产的主要基地。在国际市场上，中国绿茶占国际贸易量的70%以上，销售遍及北非、西非各国及法、美、阿富汗等50多个国家和地区。在国际市场上，绿茶的销量占内销总量的1/3以上。同时，绿茶又是生产花茶的主要原料。

茶叶中含有哪些有益成分

茶叶中所含的成分很多，将近500种。主要有咖啡碱、茶碱、可可碱、胆碱、黄嘌呤、黄酮类及甙类化合物、茶鞣质、儿茶素、酚类、醇类、醛类、酸类、酯类、芳香油化合物、碳水化合物、多种维生素、蛋白质和氨基酸。氨基酸有半胱氨酸、蛋氨酸、谷氨酸、精氨酸等。茶中还含有钙、磷、铁、氟、碘、锰、钼、锌、硒、铜、锗、镁等多种矿物质。茶叶中的这些成分，对人体是有益的，其中尤以锰能促进鲜茶中维生素C的形成，提高茶叶抗癌效果。它们的共同作用是对人体防病治病有着重要意义，故有“不可一日无茶”之说。

茶叶再利用

1.制作茶叶枕

用过的茶叶不要废弃，摊在木板上晒干，积累下来，可以做成枕头芯。

2.驱蚊

将用过的茶叶晒干，在夏季的黄昏点燃起来，可以驱除蚊虫，和蚊香的效果相同，而且对人体绝对无害。

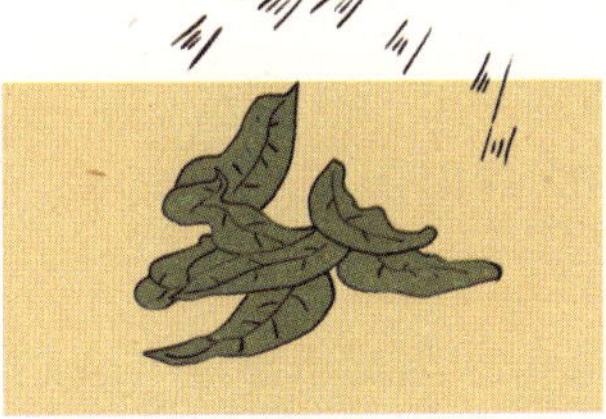
用过的茶叶

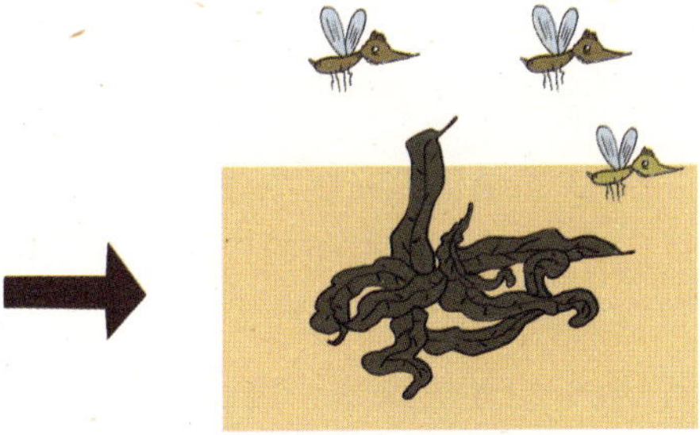
晒干

3.帮助花草发育与繁殖

冲泡过的茶叶仍有无机盐、碳水化合物等养分，堆掩在花圃或花盆里，能帮助花草的发育与繁殖。

4.杀菌治脚气

茶叶里含有大量的单宁酸，具有强烈的杀菌作用，尤其对致脚气的丝状菌特别有效。所以，患脚气的人，每晚将茶叶煮成浓汁来洗脚，日久便会不治而愈。不过煮茶洗脚要持之以恒，短时间内不会有显著的效果。而且最好用绿茶，经过发酵的红茶的单宁酸含量就少得多了。

5.消除口臭

茶有强烈的收敛作用，时常将茶叶含在嘴里，便可消除口臭。常用浓茶漱口，也有同样的功效。如果不擅饮茶，可将茶叶泡过之后，再含在嘴里，可减少苦涩的滋味，也有一定的效果。

6.护发

茶水可以去垢涤腻，所以洗过头发之后，再用茶水洗涤，可以使头发乌黑柔软，富有光泽。而且茶水不含化学剂，不会伤到头发和皮肤。

7.清理物件

将用过的茶叶抹镜子、玻璃门窗、家具、泥污的皮鞋、深色的服装，会收到很好的清理效果。丝质品的衣服最怕化学清洁剂，如果将泡过的茶叶用来煮水洗涤丝质的衣服，便能保持衣物原来的色泽，使之光亮如新。洗尼龙纤维的衣服，也有同样的效果。

8.去腥味

器皿中有鱼腥味，把废茶叶放在其中煮数分钟，便可去腥。

9.除污

取少量茶叶放在暖水瓶中，再灌进滚烫的开水，盖好盖，20 分钟即可。壶里的水垢在茶碱的作用下也逐渐脱落，连泡几次，即可除净。

10.除异味

新买的木质家具，往往有刺鼻的油漆味，用茶水擦洗几遍，其异味自会消退，比清洁剂效果好。

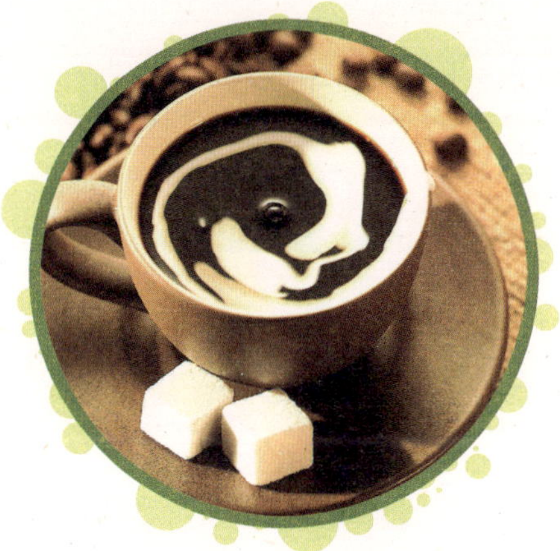

提神醒脑的咖啡

“咖啡”一词源自埃塞俄比亚的一个名叫卡法的小镇，在希腊语中“卡法”的意思是**“力量与热情”**。茶叶与咖啡、可可并称为世界三大饮料。咖啡树是属茜草科常绿小乔木，日常饮用的咖啡是用咖啡豆配合各种不同的烹煮器具制作出来的，而咖啡豆就是指**咖啡树果实内的果仁，再用适当的烘焙方法烘焙而成。**

主要成分

咖啡因

有特别强烈的苦味，刺激中枢神经系统、心脏和呼吸系统。适量的咖啡因亦可减轻肌肉疲劳，促进消化液分泌。由于它会促进肾脏机能，有利尿作用，帮助身体将多余的钠离子排出体外。但摄取过多会导致咖啡因中毒。

单宁酸

煮沸后的单宁酸会分解成焦梧酸，所以冲泡过久的咖啡味道会变差。

脂肪

其中最主要的是酸性脂肪及挥发性脂肪。

酸性脂肪

即脂肪中含有酸，其强弱会因咖啡种类不同而异。

挥发性脂肪

是咖啡香气的主要来源，它是一种会散发出约四十种芳香味道的物质。

蛋白质

是卡路里的主要来源，所占比例并不高。咖啡末的蛋白质在煮咖啡时多半不会溶出来，所以摄取到的有限。

糖

咖啡生豆所含的糖分约 8%，经过烘焙后大部分糖分会转化成焦糖，使咖啡形成褐色，并与单宁酸互相结合产生甜味。

纤维

咖啡生豆的纤维烘焙后会炭化，与焦糖互相结合便形成咖啡的色调。

矿物质

含有少量石灰、铁质、磷、碳酸钠等。

咖啡的饮用禁忌

1.切记咖啡不宜与茶同服。茶和咖啡中的单宁酸可使铁的吸收减少 75%。宜用温开水送服；

2.茶叶和咖啡中的单宁酸会让钙吸收降低。所以，喝茶和喝咖啡的时间最好是选在两餐当中；

3.含咖啡因的饮料和食品，被孕妇大量摄入后，会出现恶心、呕吐、头痛、心跳加快等症状。咖啡因还会通过胎盘进入胎儿体内，影响胎儿发育；

4.不少医生认为，孕妇每天喝 1~2 杯咖啡、茶或碳酸类饮料，不会对胎儿造成影响。但为慎重起见，孕妇最好禁用。咖啡因可导致流产率上升，所以应

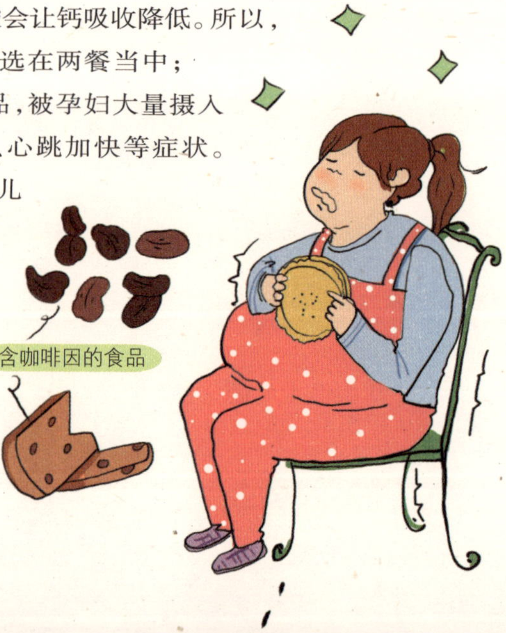

含咖啡因的食品

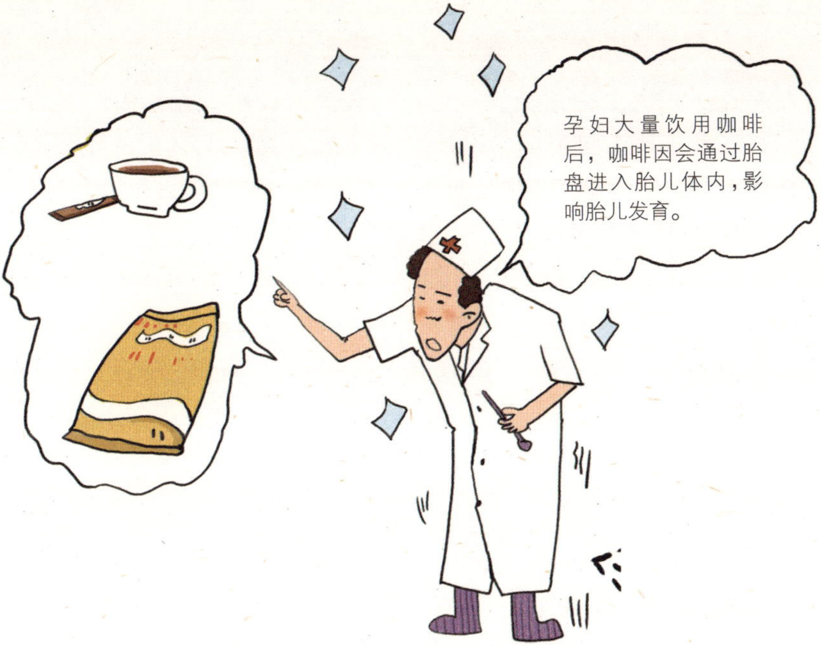

喝不含咖啡因的饮料；

5.想减肥的人不要多饮咖啡。常见的咖啡伴侣中含有较多的奶类、糖类和脂肪，咖啡本身可能刺激胃液分泌，增进食物消化和吸收，不但不能瘦身，还会使人发胖；

6.儿童不宜喝咖啡。咖啡因可以兴奋儿童中枢神经系统，干扰儿童的记忆，造成儿童多动症；

7.过量的浓茶、咖啡、含碳酸盐的饮料也是形成消化道溃疡病的危险因子；

8.咖啡因有助于提高警觉性、灵敏性、记忆力及集中力。但饮用超过平常所习惯饮用量的咖啡时，就会产生类似食用相同剂量的兴奋剂的感觉，会造成神经过敏。对于倾向焦虑失调的人而言，咖啡因会导致手心冒汗、心悸、耳鸣等症状的恶化；

9.加剧高血压。由于咖啡因本身具有止痛作用，常与其他简单的止痛剂合成复方。但是，如果你本身已有高血压，那么使用大量咖啡因只会使你的情况更为严重。因为光是咖啡因就能使血压上升，若再加上情绪紧张，就会产生危险性的叠加效果，因此，高血压的危险人群尤其应避免在工作压力大的时候喝含咖啡因的饮料。一些常年有喝咖啡习惯的人，以为他们对咖啡因的效果已经免疫，然而事实并非如此，一项研究显示，喝一杯咖啡后，血压升高的时间可长达12小时；

10.诱发骨质疏松。咖啡因本身具有很好的利尿效果，如果长期且大量喝咖啡，容易造成骨质流失，对骨钙的保存会有不利的影响，对于妇女来说，可能会增加骨质疏松的危险。但前提是，平时食物中本来就缺乏足够的钙，或是不经常运动的人，加上更年期后的女性因缺少雌激素造成的钙质流失，以上这些情况再加上大量的咖啡因，才可能对骨健康造成威胁。如果能够按照合理的量来享受，还是可以做到不因噎废食的。

喝咖啡的好处

1.咖啡含有一定的营养成分。咖啡富含B族维生素，烘焙后的咖啡豆含量更高。

2.咖啡对皮肤有益处。咖啡可以促进代谢机能，活络消化器官，对便秘有很大功效。使用咖啡粉洗澡是一种温热疗法，有减肥的作用。

3.咖啡有解酒的功能。酒后喝咖啡，将使由酒精转变而来的乙醛快速

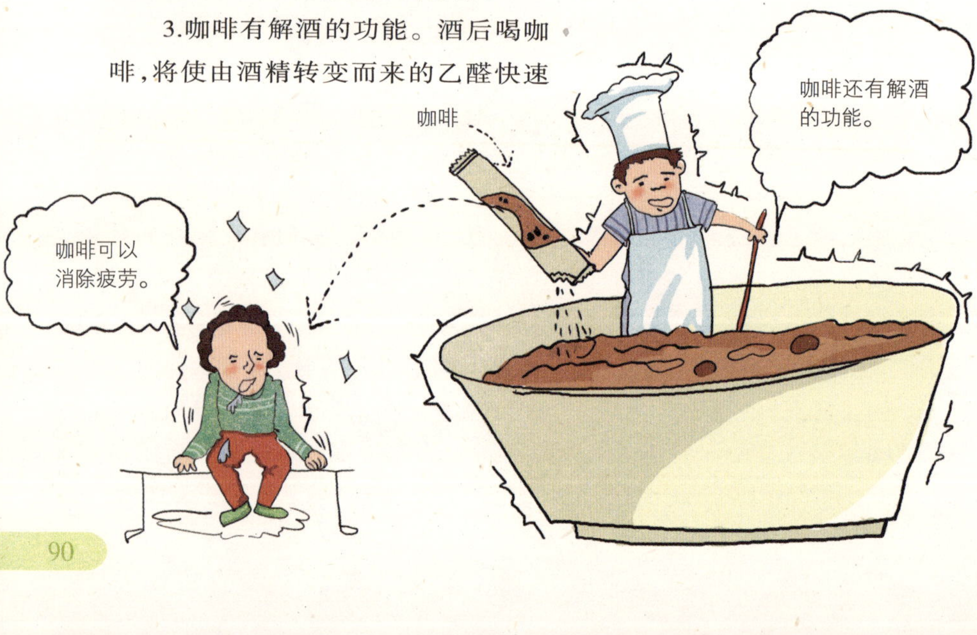

氧化，分解成水和二氧化碳而排出体外。

4.咖啡可以消除疲劳。要消除疲劳，必须补充营养、保证睡眠、促进代谢功能，而咖啡则具有这些功能。

5.一日三杯咖啡可预防胆结石。咖啡能刺激胆囊收缩，并减少胆汁内容易形成胆结石的胆固醇。最新美国哈佛大学研究人员发现，每天喝两到三杯咖啡的男性，得胆结石的概率低于40%。

6.常喝咖啡可防止放射线伤害。放射线伤害，尤其是电器的辐射已成为目前较突出的一种污染。印度研究人员在老鼠实验中得到这一结论，并表示可以应用到人类生活中。

7.咖啡的保健医疗功能。咖啡具有抗氧化及护心、强筋骨、利腰膝、开胃促食、消脂消积、利窍除湿、活血化淤、息风止痉等作用。

8.咖啡对情绪的影响力。实验表明，一般人一天吸收300毫克(约3杯煮泡咖啡)的咖啡因，对一个人的机警和情绪会带来良好的影响。

过度使用

在长期摄取的情况下，大剂量的咖啡因是一种毒品，能够导致“咖啡因 中毒”。咖啡因中毒包括上瘾和一系列的身体与心理的不良反应，比如神经过敏、易怒、焦虑、震颤、肌肉抽搐、失眠和心悸。另外，由于咖啡因能使胃酸增多，持续的高剂量摄入会导致消化性溃疡，糜烂性食道炎和胃食管反流病。然而，因为无论是正常的咖啡还是脱咖啡因咖啡，都会刺激胃黏膜、增加胃酸分泌，所以咖啡因可能不是咖啡唯一的成分。

四个被《精神疾病诊断与统计手册》(第四版)所验证的由咖啡因引起的精神紊乱包括：咖啡因过度兴奋、咖啡因焦虑症、咖啡因睡眠失调及其他咖啡因相关紊乱。

切忌空腹喝咖啡

医生提醒大家，切忌在空腹时喝咖啡，因为咖啡会刺激胃酸分泌，尤其是有胃溃疡的人更应谨慎。咖啡作为一种饮品，饮用时要根据个体情况适可而止，总的来说在营养学中还是强调均衡饮食。

1.最好不要空腹饮用，适当食用一些面包等相配。一天以2~3杯咖啡最为适量，可以稳定工作中的紧张情绪。

2.喝咖啡时，不管冷热都应喝一些白开水。这样做一是可以去除口腔异味，以便更好地品尝；二是由于咖啡有利尿功能，多喝白开水，可提高排尿量，保护肾功能，同时也不用担心喝咖啡会“上火”。

咖啡瘦身的要诀

办公室里的“咖啡瘦身”最佳时间

作为办公室职员中的一员，你该不会对咖啡文化陌生吧？

午饭后30分钟至1个小时内，品尝一杯浓郁的不加糖和伴侣的咖啡，有助于饭后消化，并促进脂肪燃烧。

下班前，再喝一杯咖啡，并配合步行。

如果你不习惯咖啡的苦味，可以加少许的奶，但千万不能加糖，因为糖会妨碍脂肪的分解。

热咖啡比冰咖啡有效：热咖啡可以帮助你更快地消耗体内的热量。

浅度烘焙的咖啡最有效：烘焙温度高的咖啡，味道虽然浓郁，但咖啡因含量比较少，不利于减肥，而味道比较淡的美式咖啡则比较利于减肥。

黑咖啡——最健康的咖啡

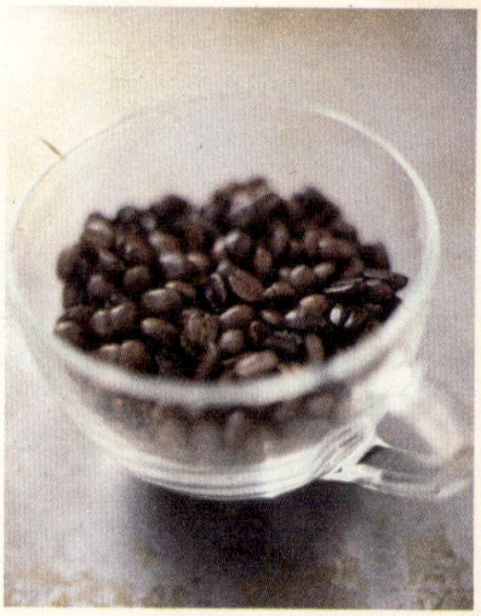

减肥：黑咖啡是非常健康的饮料，一杯100克的黑咖啡只有2.55千卡的热量。所以餐后喝杯黑咖啡，就能有效地分解脂肪。

此外，黑咖啡更有利尿作用，还可以促进心血管的循环。

对女性来说，黑咖啡还有美容的作用，经常饮用，能使你容光焕发，光彩照人。

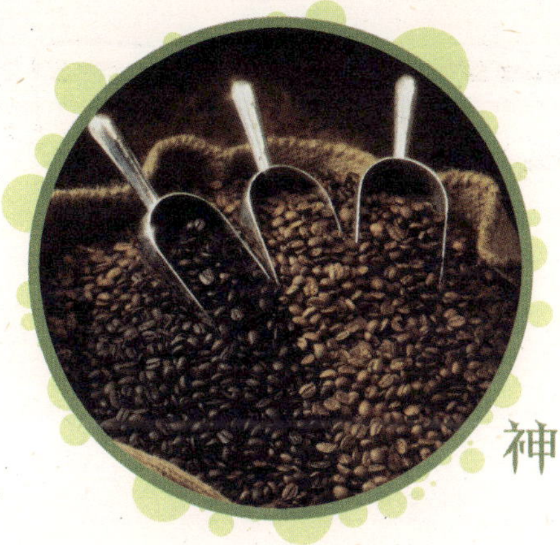

神仙饮料——可可

可可、咖啡、茶并称为当今世界的**三大无酒精**饮料。刺激爽口的可可，浪漫浓郁的咖啡，自然清新的茶香，不同文化背景的国家在饮品选择方面有着各具特色的偏好。非洲是世界**最大的可可生产区**，多输往西欧和美国。世界咖啡栽培面积的99.9%和产量的99.4%都在非洲。消费则集中在发达国家，以美国、西欧各国和日本为多。亚洲是世界著名的茶叶产区，亚洲茶文化源于中国，现以**中国和日本**最为发达。

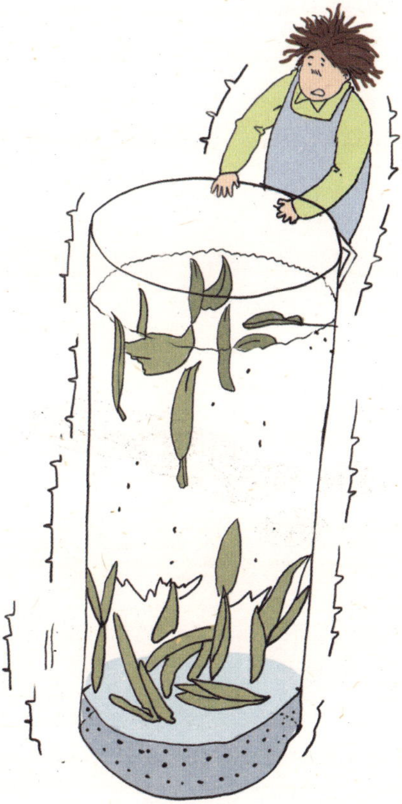

可可树属梧桐科多年生热带小乔木，原产于南美洲亚马孙河上游的热带雨林，其果实经发酵及烘焙后可制可可粉

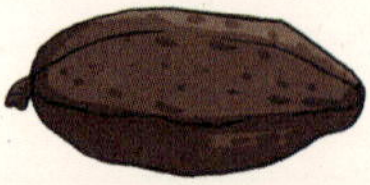

可可

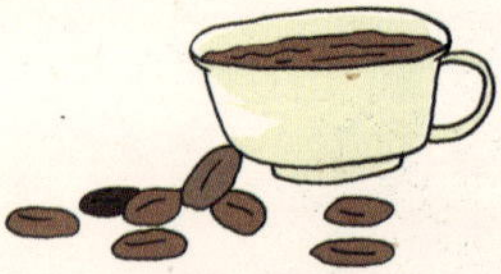

咖啡

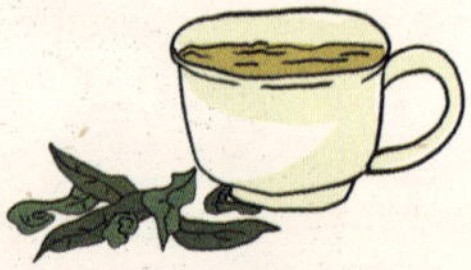

茶

及巧克力。

早在哥伦布抵美前，热带中的美洲居民，尤其是玛雅人和阿兹特克人，已知可可豆用途，不但将可可豆做成饮料，更用以作为交易媒介。可可豆在16世纪传入欧洲，精制成可可粉及巧克力，更提炼出了可可脂。

可可树遍布热带潮湿的低地，常见于高树的树荫处。树干坚实，高可至12米，其椭圆形呈皮革状的树叶长度可达30厘米，伸展如伞盖。花粉红色，小而有臭味，直接附生在枝干上。蓇葖果长35厘米，直径12厘米，呈卵形，表面有10条脊，黄棕色至紫色，可可果含种子(可可豆)20～40粒。豆长约2.5厘米，包于粉红色有黏性的果肉中。可可树栽培4年后，每年每株产豆荚60～70枚。采收后，豆自荚中取出，发酵若干天，经一系列的加工程序，包括干燥、除尘、烘焙及研磨，成为浆状，称巧克力浆；再将其压榨出可可脂和可可粉，或另加可可脂及其他配料，制成各种巧克力。

巧克力

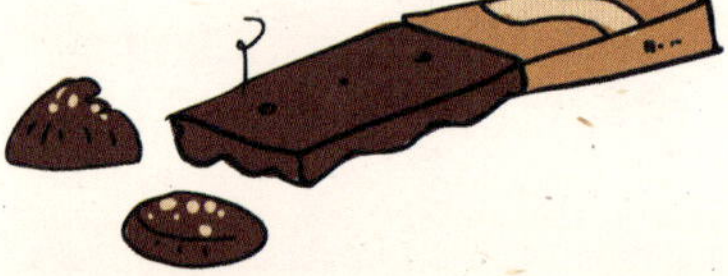

可可富含蛋白质，**具有滋补兴奋作用；热量很大，能使食用者持久保持旺盛精力**，是制造巧克力的主要原料，也可以饮用或供药用。

可可从南美洲外传到欧洲、亚洲和非洲的过程是曲折而漫长的。16世纪前，可可还没有被生活在亚马孙平原以外的人所知，那时它还不是可可饮料的原料。因为种子十分稀少珍贵，所以当地人把可可的种子(可可豆)

作为货币使用，名叫“可可呼脱力”。16 世纪上半叶，可可通过中美地峡传到墨西哥，接着又传入印加帝国(在今巴西南部的领土)，很快为当地人所喜爱。他们采集野生的可可，把种仁捣碎，加工成一种名为“巧克脱里”(意为“苦水”)的饮料。16 世纪中叶，欧洲人来到美洲，发现了可可并认识到这是一种宝贵的经济作物，他们在“巧克脱里”的基础上研发了可可饮料和巧克力。16 世

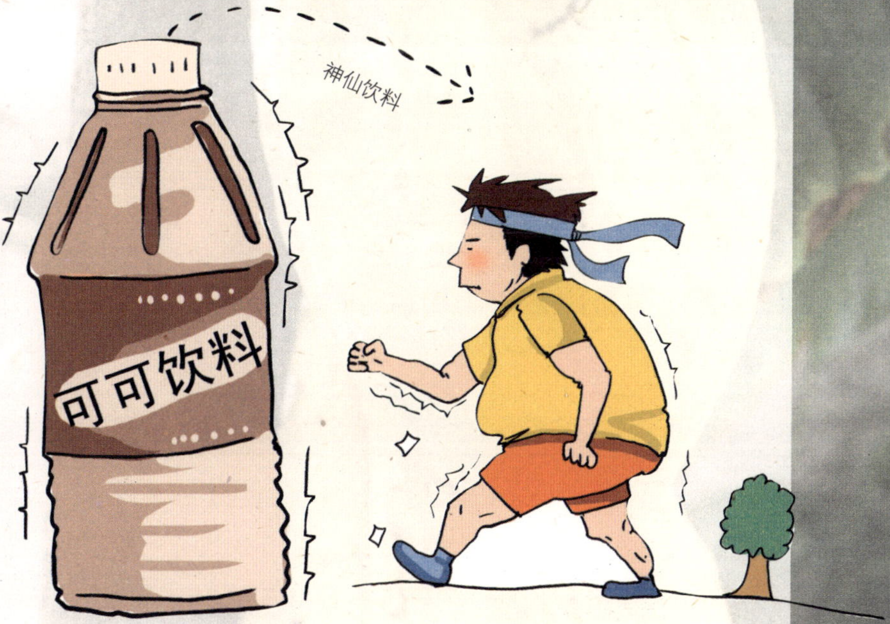

纪末，世界上第一家巧克力工厂由当时的西班牙政府建立起来，可一些贵族起初并不愿意接受可可做成的食物和饮料，甚至到 18 世纪，英国的一位贵族还把可可看成是“从南美洲来的痞子”。可可定名很晚，直到 18 世纪瑞典的博学家林奈才为它命名。后来，由于巧克力和可可粉在运动场上成为最重要的能量补充剂，发挥了巨大的作用，人们便把可可树誉为“神粮树”，把可可饮料誉为“神仙饮料”。

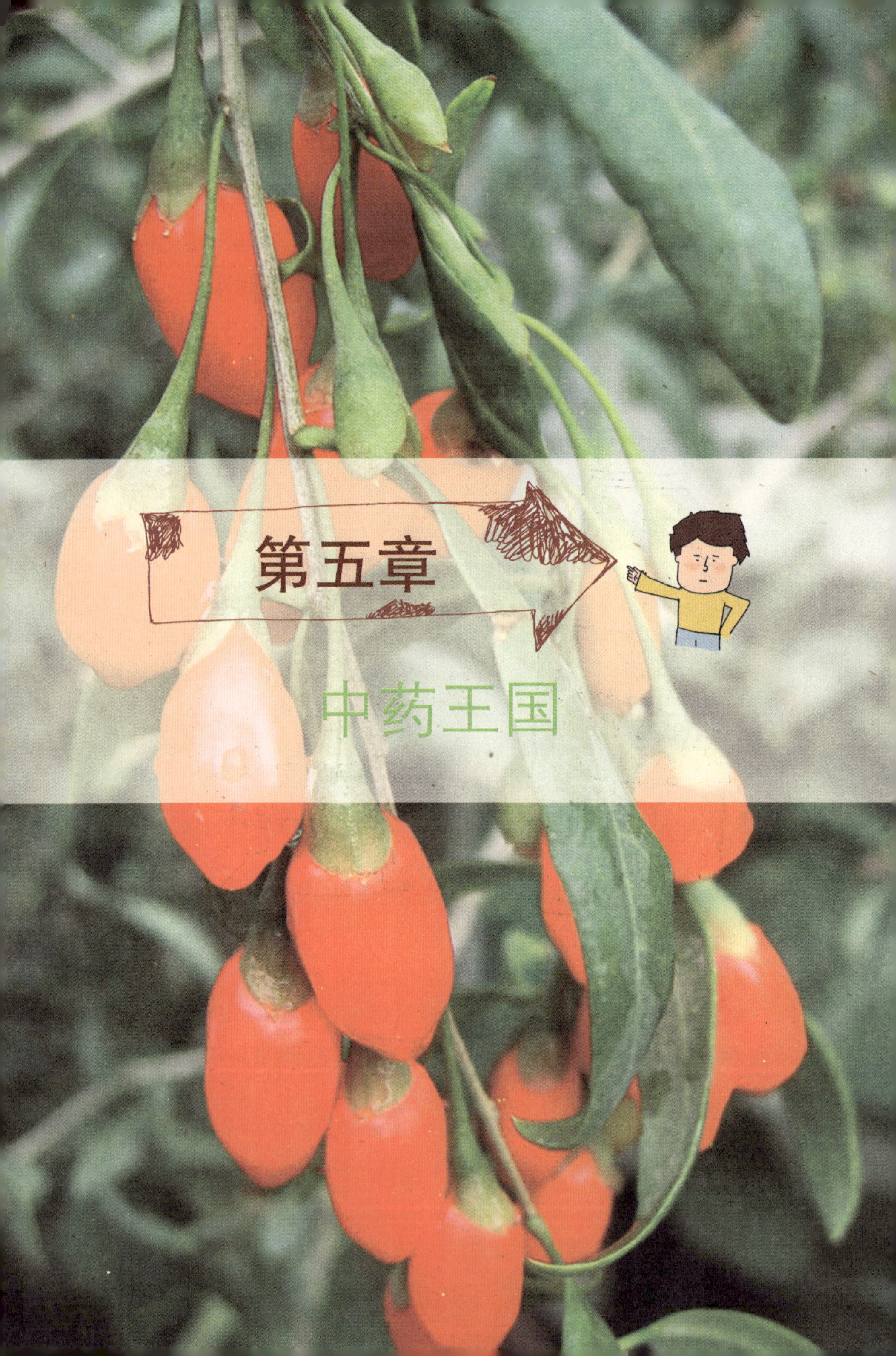

第五章

中药王国

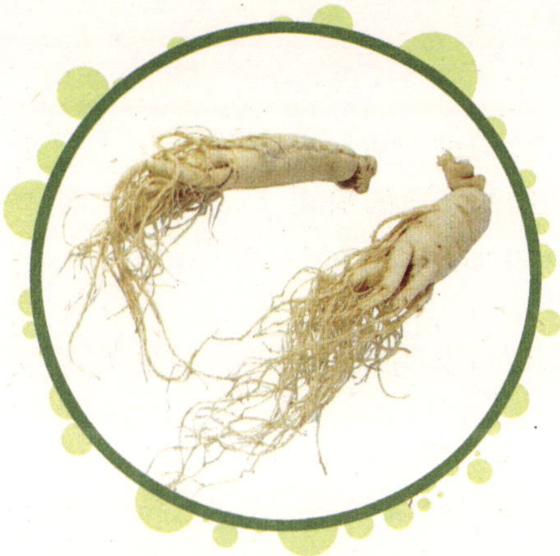

百草之王——人参

人参，多年生草本植物，喜阴凉、湿润的气候，多生长于昼夜温差小的海拔 500 ~ 1 100 米山地缓坡或斜坡地的针阔混交林或杂木林中。由于根部肥大、形若纺锤、常有分叉，全貌颇似人的头、手、足和四肢，故而称为“人参”。古代人参的雅称为黄精、地精、神草。人参被人们称为“百草之王”，是闻名遐迩的“东北三宝”（人参、貂皮、鹿茸）之一，也是驰名中外、老幼皆知的名贵药材。

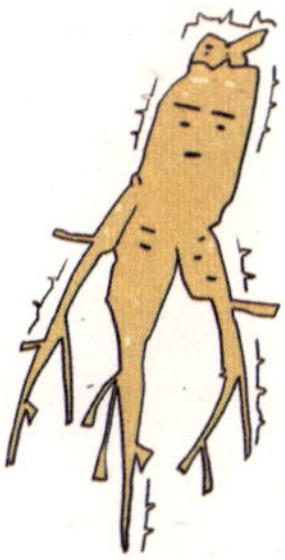

玉米成熟时的花穗玉米须，有利尿作用，也对减肥有利。

人参被人们称为“百草之王”，是闻名遐迩的“东北三宝”之一。

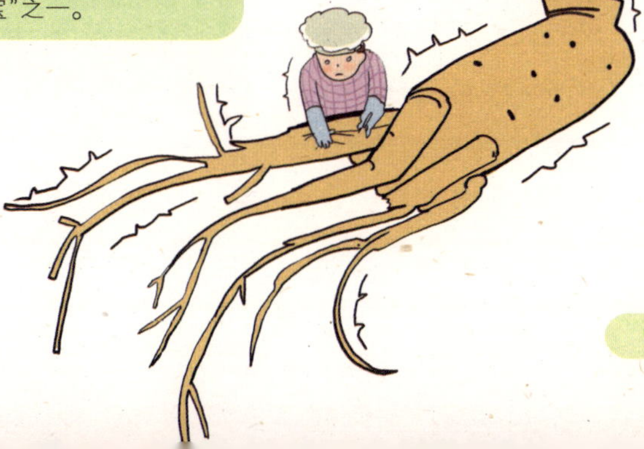

人参分类

1.从植物学的角度来看，人参的种类可以分为两种：一是五加科植物人参的根；二是五加科植物西洋参的根。

2.从中药炮制学和功效的角度而言，人参可以分为：生晒参、红参、野山参、西洋参。

3.从人参的产地来分，人参可以分为：吉林人参、朝鲜人参(又名：高丽参、别直参)和西洋参。

药理作用

1. 对中枢神经系统的作用

人参能调节中枢神经系统兴奋过程和抑制过程的平衡。通过人参对动物脑电活动影响的研究，结果表明：其对兴奋和抑制两种神经过程均有影响，但主要加强大脑皮层的兴奋过程。由于同时作用于抑制过程，故使抑制趋于集中，使分化加速且更完全。有报告指出，人参粗制中性皂甙既有镇静安定作用，亦有镇痛、和降温作用。

人参对学习记忆的影响有双向性及成分依赖性。大鼠口服人参浸膏 20 毫克 / 千克，连续 3 天，易化了大鼠 Y- 迷宫实验中 30 分钟学习的获得和 24 小时记忆的保留，但是剂量加大至 100 毫克 / 千克，则学习、记忆不但没有改善，反而损害了某些学习记忆指标。

研究表明：人参具有中枢拟胆碱活性和拟儿茶酚胺活性，能增强胆碱系统功能，增加乙酰胆碱的合成和释放，同时提高中枢 M- 胆碱受体密度。

人参对脑血流量和脑能量代谢亦有明显的影响。人参制剂可增加大脑葡萄糖的摄取，同时减少乳酸、丙酮酸和乳酸 / 丙酮酸的比值，并可使葡萄糖的利用从无氧代谢途径转变为有氧代谢。人参亦可使大脑皮层中自由的无机磷增加 25%。人参果皂甙能提高脑摄氧能力。人参总皂甙、人参根总皂甙对脑缺血、再灌注损伤均有保护作用。总之，人参能使动物大脑更合理地利用能量物质葡萄糖，氧化产能，合成更多的 ATP 即腺苷二磷酸，供学习记忆等活动之用。

2. 提高机体的适应性

人参可改变机体的反应性，与刺五加、北五味子等相似，具有“适应原”样作用，即能增强机体对各种有害刺激的反应能力，加强机体适应性。作为机体功能的调节剂，人参茎叶皂甙和根皂甙对物理性的（寒冷、过热、剧烈活动、放射线）、生物学性的（异体血清、细菌、移植肿瘤）、化学性的（毒物、麻醉药、激素、抗癌药等）种种刺激引起的应激反应均有保护作用，能使紊乱的机能恢复正常，有人称其为适应原性物质（一种增强人体非特异性抵抗能力的物质）。狗在大量失血或窒息而处于垂危状态时，立即注入人参制剂，可使降至很低水平的血压稳固回升，延长动物存活时间，乃至促进动物恢复健康。人参能防止肾上腺由 ACTH 即促肾上腺皮质激素引起的肥大和强的松引起的萎缩；防止甲状腺由甲状腺素引起的机能亢进和 6– 甲基硫氧嘧啶导致的机能不足；能降低饮食性的高血糖，亦能升高胰岛素引起的低血糖；对皮下

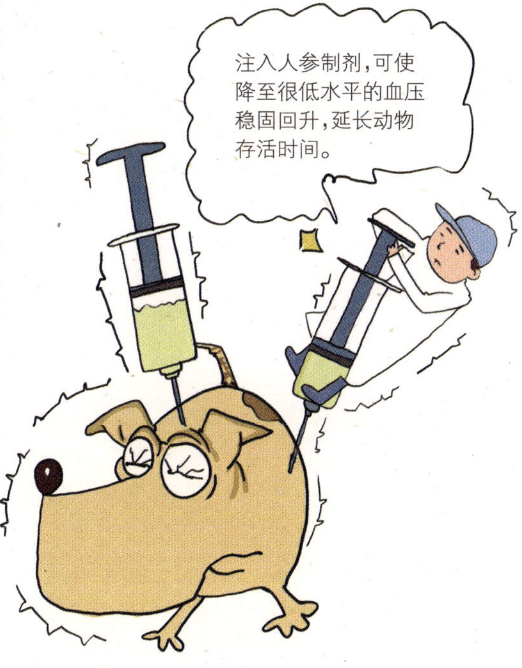

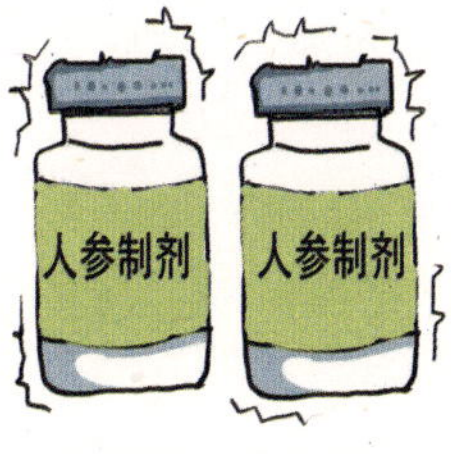

注射牛奶引起的白细胞增多可使之下降，对痢疾内毒素引起的白细胞减少则使之升高。长期服用人参的家兔，可防止由静脉注射疫苗引起的发热反应。对维生素 B_1、维生素 B_2 缺乏引起的症状及过敏性休克，均有良好影响。但无明显的抗肾上腺素或抗组胺的作用。其作用原理，可能与人参对机体在“应激过程”中的反应，特别是对神经－垂体－肾上腺皮质系统的影响有关。由于人参能加强机体对有害因素的抵抗力，因此，对许多传染病的治疗具有重要意义。

3. 对心血管系统的作用

a. 对心脏功能的作用：人参对多种动物的心脏均有先兴奋后抑制、小量兴奋，大量抑制的作用。其对心脏的作用与强心甙相似，能提高心肌收缩力。大剂量则减弱收缩力并减慢心率。实验表明：红参的醇提取液和水浸液对离体蛙心可使其收缩加强，最后停止于收缩期；对犬、兔、猫在位心，亦可使其收缩增强，心率减慢。这些作用主要是直接兴奋心肌所致。对动物因大量失血而发生急性循环衰竭（心率慢、心力弱），人参可使心跳幅度异常加大，心率显著加快。人参皂甙具有较强的抗氯化钡诱发的大鼠心律失常作用，对所产生的心动过速有较强的纠正作用，能使心律恢复到正常水平。人参茎叶总皂甙对兔实验性窦房结功能损伤有保护作用。

b. 对心肌的作用：人参对心肌有保护作用。人参皂甙能降低小鼠在严重缺氧情况下大脑和心肌的乳酸含量，并具有保护心肌毛细血管内皮细胞及减轻线粒体损伤的作用。从人参茎叶、芦头、果及主根等部位所提取的皂甙，对异丙肾上腺素造成的大鼠心肌坏死，均有明显的心肌保护作用，可使病情减轻，尤以人参果皂甙作用为佳。人参不同部位皂甙与心得安（普萘洛尔）有相似的效果。人参芦头总皂甙能促进体外培养乳鼠心肌细胞的 DNA 合成，对缺糖、缺氧损伤性培养的心肌细胞有一定的保护作用。研究认为，人参总皂甙抗心肌缺血和再灌注损伤的机制，是促进心肌生成和释放前列腺素，抑制血栓素 A_2 的生成，并通过抗氧自由基和抗脂质过氧化作用而保护心肌细胞。

c. 对血管的作用：人参对血管的作用，一般认为其为血管扩张药，但亦有小剂量收缩，大剂量扩张或先收缩后扩张的报告。人参对血管的作用因血管种类不同或机体状态而表现不同。人参对兔耳血管和大鼠后肢血管有收缩作用，但对整体动物冠状动脉、脑血管、眼底血管有扩张作用。有人认为，人参对不同类别、不同生理状态下血管的不同调节作用可能是人参双向调节血压的原因。

d. 对血压的作用：大多数的资料表明，动物处于正常或高血压状态时，人参有降低血压的作用，但亦有使血压升高的报道。人参的升压作用可能与肾、脾体积缩小，内脏血管收缩有关。而降压则是由于释放组胺所致。麻醉犬对人参的降压作用有快速耐受现象。值得注意的是：静脉注射人参浸液，能使呼吸已经停止、血压下降、反射完全消失的猫从濒死状态复苏。

e. 对耐缺氧能力的作用：人参或其提取物，能显著提高动物耐缺氧的能力，使耗氧速度减慢，存活时间延长，并

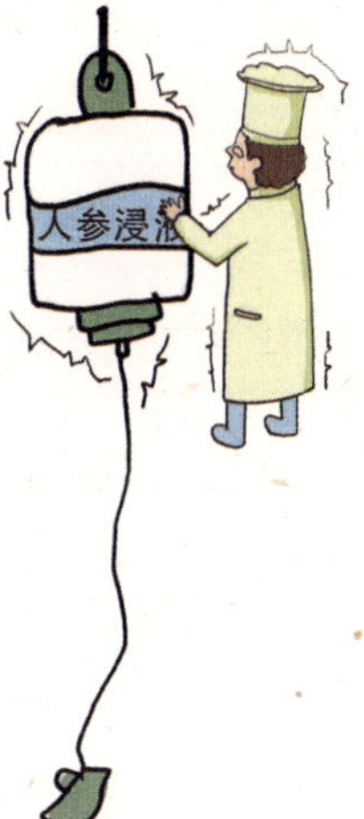

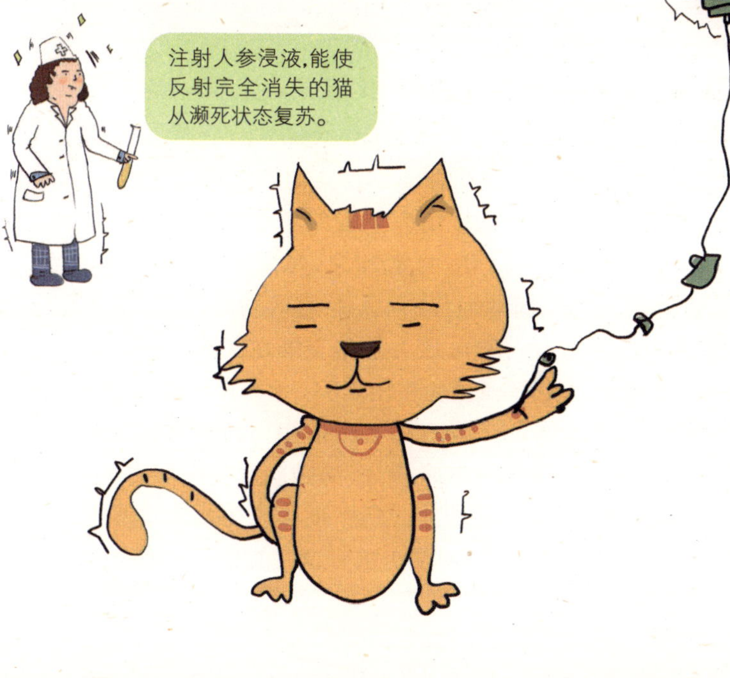

能使心房在缺氧条件下的收缩时间延长。红参提高耐缺氧的能力比生晒参强。人参尚有降低心肌耗氧量或增加冠状动脉血流量的作用，这与提高机体的耐缺氧能力亦有一定关系。人参总皂甙可防止缺氧缺糖心肌细胞无氧酵解，促进糖原合成，而对缺氧缺糖心肌细胞起保护作用。

f. 对造血功能的作用： 人参或其提取物对骨髓的造血功能有保护和刺激作用，能使正常和贫血动物红细胞数、白细胞数和血红蛋白量增加，也能使贫血病人红细胞数、血红蛋白和血小板增加。当外周血细胞减少或骨髓受到抑制时，人参增加外周血细胞数的作用则更加明显。人参是通过增加骨髓 DNA、RNA（即核糖核酸）、蛋白质和脂质的合成，促进骨髓细胞分裂，刺激造血功能的。

g. 对血小板功能的作用： 人参具有抑制血小板聚集的作用。给健康成人空腹口服红参粉 1.5 克，服后 1 和 3 小时抽血测定血小板聚集。结果与服药前相比，其对花生四烯酸、腺苷二磷酸、凝血酶和肾上腺素等诱发的血小板聚集有显著的抑制作用，同时由花生四烯酸和凝血酶诱导的血小板丙二醛的生成也受到抑制。比较红参和白参的 70% 甲醇提取物在体外对血小板聚集的抑制作用，结果红参提取物的作用较白参提取物强。

h. 降血脂和抗动脉粥样硬化作用： 人参能改善血脂，降低血中胆固醇、甘油三酯，升高血清高密度脂蛋白胆固醇，降低动脉硬化指数，对于高脂血症、血栓症和动脉硬化有治疗价值。

人参皂甙对正常动物的脂质代谢有促进作用，能使胆固醇及血中脂蛋白的生物合成、分解转化、排泄加速，最终可使血中胆固醇降低，而当动物发生高胆固醇血症时，人参皂甙均能使其下降。人参茎叶皂甙和人参多糖对高脂血症大鼠亦有降血脂作用。人参皂甙亦有预防实验性动脉粥样硬化的作用。

人参对健康人及高血脂病人均有降血脂作用。让 5 名健康人和 6 名高脂血症患者口服红参粉 1 周后，血清胆固醇无明显降低，但血清高密度脂蛋白胆固醇明显增加，动脉粥样硬化指数显著下降。对高甘油三酯血症患者，也能使其血清甘油三酯明显降低。

4. 抗休克作用

人参能减轻豚鼠因血清诱发的过敏性休克，而延长其生存时间。对烫伤性休克小鼠，能明显延迟其死亡。对失血性和窒息性垂危状态中的狗，有促进恢复正常生命活动的作用。对失血性急性循环衰竭动物，人参能使其心搏振幅及心率显著增加。在心功能衰竭时，强心作用更为显著。预先给予人参果皂甙，可使出血性休克犬存活时间明显延长，能防止失血性休克心肌细胞的肌膜、核膜、线粒体的损伤，有保护休克动物心、脑、肾和肝的作用。人参果皂甙和人参芦头皂甙对失血性休克亦有保护心、肝和肺等组织的作用。人参提取物（红参、糖参、20%乙醇渗漉，1:1 浓缩）有抗胰岛素休克作用，而人参总皂甙有促进胰岛素休克作用。

5. 对肝脏的作用

人参能增加肝脏代谢各物质的酶活性，使肝脏的解毒能力增强。

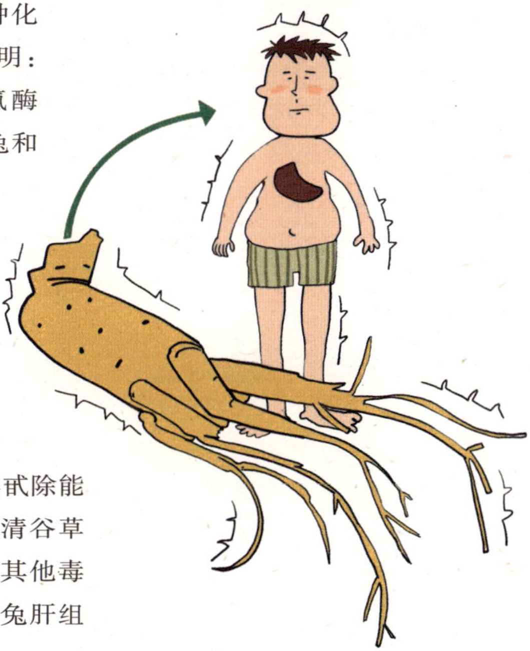

人参能增加肝脏代谢各物质的酶活性，使肝脏的解毒能力增强，从而增强机体对各种化学物质的耐受力。实验表明：人参能增加肝内乙醇脱氢酶的活性，可缩短乙醇对家兔和狗的麻醉时间，使家兔血中的乙醇水平很快降低。有报告指出，人参既能增强肝脏的解毒功能，亦有抗肝损伤的作用。人参果皂甙对四氯化碳引起的肝损伤转氨酶血症有减轻作用。亦有报道，人参皂甙除能降低四氯化碳引起家兔血清谷草转氨酶活性的升高外，对其他毒物，如硫代乙酰胺引起家兔肝组织的变化，人参皂甙亦可使之减轻。对人参皂甙的抗肝毒作用和某些结构、功效关系的研究结果发现，红参很可能比白参有更强的抗肝毒活性。

6. 对免疫功能的影响

人参皂甙和人参多糖对正常动物网状内皮系统吞噬功能有刺激作用。人参皂甙或人参花皂甙能显著增强小鼠腹腔渗出细胞对鸡红细胞的吞噬活性。实验证明：人参茎叶皂甙能明显提高小鼠对感染的抵抗力，降低死亡率，对机体有明显的保护作用。人参多糖或其他成分，对正常动物的网状内皮系统亦有刺激作用。人参多糖腹腔注射或灌胃，均能促进小鼠巨噬细胞的吞噬功能。

人参在升高小鼠腹腔巨噬细胞吞噬率和吞噬指数的同时，也增加其细胞面积。巨噬细胞面积的增加，使受体数及靶细胞接触面积增加，因而提高了吞噬功能。

人参皂甙是免疫增强剂，亦是免疫调节剂。人参使各种抗原刺激后的动物抗体产生明显增加。给正常小鼠注射人参皂甙后，能增强低剂量抗原免疫后的一次抗体反应，对二次抗体反应无影响，加大剂量也无作用。人参皂甙能促进豚鼠钩端螺旋体抗体的产生，亦能促进流感病毒特异抗体的产生。

研究表明：人参皂甙能提高小鼠 T、B 淋巴细胞对相应分裂原的反应性。人参较低浓度对淋巴细胞增殖无明显影响，较高浓度时有明显抑制作用。实验证明：体外大剂量人参能抑制淋巴细胞的增殖反应。人参在体外有类固醇样作用，可加强氢化可的松对 T 淋巴细胞介导的免疫作用。

7. 抗肿瘤作用

人参中含有的多种皂甙、人参多糖及人参挥发油具有抗肿瘤作用。红参中的人参皂甙能使癌细胞再分化、诱导逆转为非癌细胞。人参茎叶总皂甙可抑制体外培养胃癌细胞的生长速度和分裂能力，增加细胞内糖原含量，降低细胞内黏多糖和酸性磷酸酶活性，起到一定的阻碍胃癌细胞生长及增殖的作用。人参花、叶二醇组皂甙在体外亦有一定的抗肿瘤作用。人参地上部分挥发油成分能使体外培养的胃癌和肝癌细胞数减少、生长受到抑制、死亡癌细胞数目增加。

8. 其他作用

人参皂甙有多方面的抗吗啡耐受和成瘾作用。肝脏中有一种吗啡6-脱氢酶，此酶能催化吗啡转化为吗啡酮。人参皂甙能抑制吗啡6-脱氢酶，有效地阻断吗啡酮的生成，并且提高肝中谷胱甘肽的水平，解除吗啡对脑内释放神经递质的抑制，防止吗啡的耐受性和成瘾性，缓解戒断症状疗效显著。同时，对吗啡的镇痛作用无影响。

不同浓度的人参提取浓缩液对福氏痢疾杆菌、乙型溶血性链球菌、产紫青霉菌均有抑制作用。较高浓度对金黄色葡萄球、大肠杆菌、炭疽杆菌、肺炎球菌、黑色曲霉菌、产黄青霉菌有抑制作用。人参茎叶皂甙对单纯疱疹病毒Ⅰ型感染细胞有保护作用。

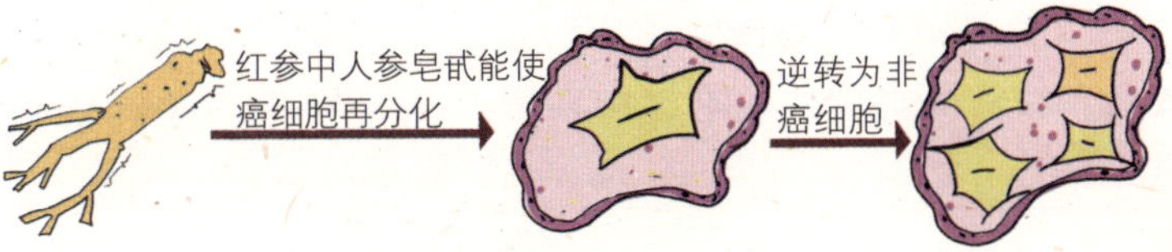

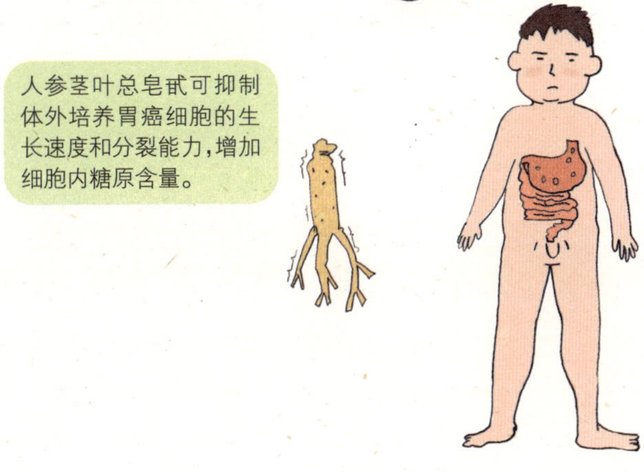

人参碱溶性多糖部分对盐酸乙醇诱导的胃黏膜损伤有明显抑制作用，其抑制率分别为 57.3% 和 74.2%；如预先给予消炎痛，该多糖部分对胃黏膜的保护作用则不被消除。

人参皂甙有促进鼠和猴肾皮质细胞 DNA 的合成、促进肾脏代偿性生长的作用。实验提示，临床中随意增加人参的用量不一定都能达到相应提高疗效的目的。

药性论述

性味归经：性平、味甘、微苦、微温。归脾、肺经。

功效：大补元气，复脉固脱，补脾益肺，生津止渴，安神益智。

主治：劳伤虚损、食少、倦怠、反胃吐食、大便滑泄、虚咳喘促、自汗暴脱、惊悸、健忘、眩晕头痛、阳痿、尿频、消渴、妇女崩漏、小儿慢惊及久虚不复，一切气血津液不足之症。

用法用量：内服：煎汤，3～10 克，大剂量 10～30 克，宜另煎兑入；或研末，1～2 克；或敷膏；或泡酒。

用药禁忌：实证、热证而正气不虚者忌服。反藜芦、畏五灵脂、恶皂荚，应忌同用。

临床应用

1. 元气虚脱症。本品能大补元气，复脉固脱，为拯危救脱要药。适用于因大汗、大泻、大失血或大病、久病所致元气虚极欲脱、气短神疲、脉微欲绝的重危症候。单用有效，如独参汤。若气虚欲脱兼见汗出，四肢逆冷者，应与回阳救逆之附子同用，以补气固脱与回阳救逆，如参附汤（《正体类要》）。若气虚欲脱兼见汗出身暖，渴喜冷饮，舌红干燥者，本品兼能生津，常与麦冬、五味子配伍，以补气养阴。

2. 肺脾心肾气虚症。本品为补肺要药，可改善气短喘促、懒言声微等肺气虚衰症状。治肺气、咳喘、痰多者，常与五味子、苏子、杏仁等药同用，如补肺汤。

食用保健

美容价值

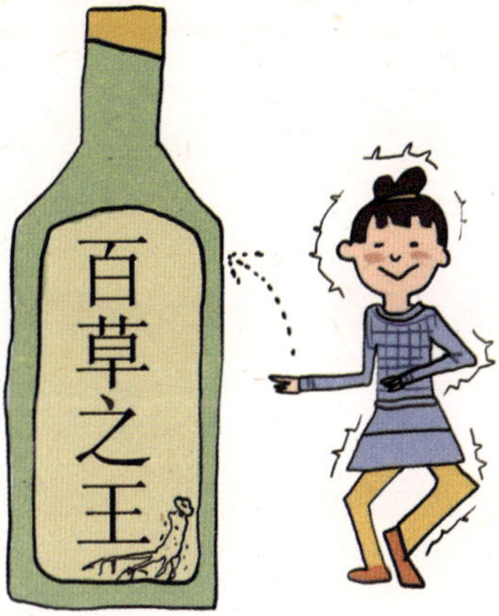

人参自古以来拥有“百草之王”的美誉，更被东方医学界誉为“滋阴补生，扶正固本”之极品。人参含多种皂甙和多糖类成分，人参的浸出液可被皮肤缓慢吸收、对皮肤没有任何的不良刺激，能扩张皮肤毛细血管，促进皮肤血液循环，增加皮肤营养，调节皮肤的水油平衡，防止皮肤脱水、硬化、起皱，长期坚持使用含人参的产品，能增强皮肤弹性，使细胞获得新生。同时，人参活性物质还具有抑制黑色素的还原性能，使皮肤洁白光滑。它的美容效用数不胜数，是护肤美容的极品。人参加在洗发剂中能使头部的毛细血管扩张，可增加头发的营养，提高头发的韧性，减少脱发、断发，对损伤的头发具有保护作用。人参内服不仅强身，也会起到抗衰老及护肤美容的作用。将人参直接浸入 50%甘油 10 日，

人参的浸出液可被皮肤缓慢吸收、对皮肤没有任何的不良刺激。

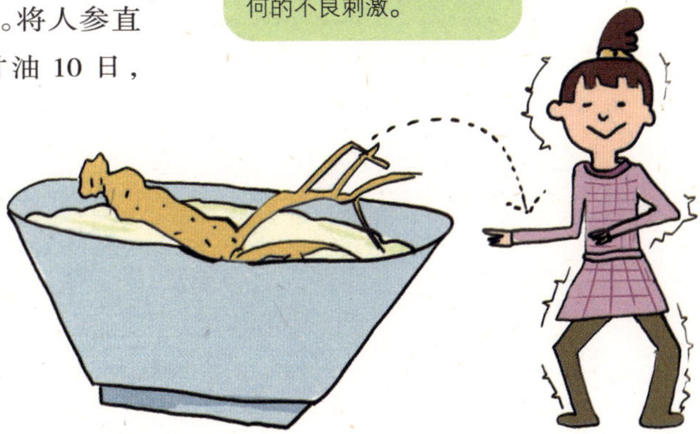

用甘油搓脸；或将人参煎成浓汁，每日往洗脸水中倒一点儿，用含人参的甘油搓脸或人参水洗脸，能让皮肤相当滋润。

保健食谱

人参营养饭

材料：大米3杯，新鲜人参2根，大枣5粒，栗子4粒，红豆5大匙，黑豆3匙，水3杯。

烹饪方法：新鲜人参洗净后按适度切块。大米洗净放在水里泡30分钟后沥干水分。大枣去籽后切丝，栗子切厚块。红豆和黑豆泡水待软。红豆煮开后用比较适宜。往锅里放米和准备好的材料后倒水做饭。待米汤开后用微火焖好。

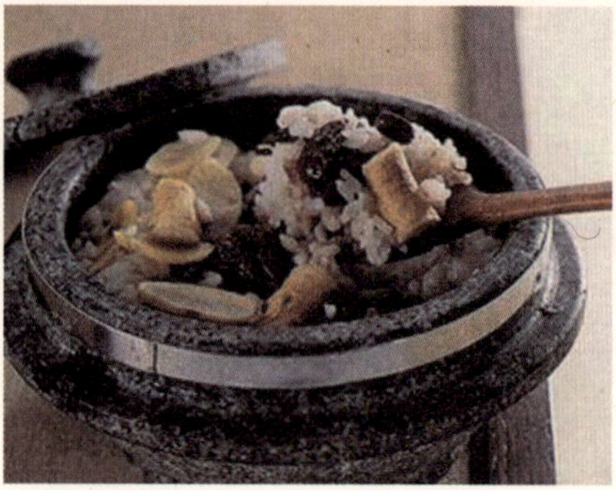

服用宜忌

1.人参不可滥用。人参是一种补气药，如没有气虚的病症而随便服用，是不适宜的。体质壮实的人，并无虚弱现象，则不必进服补药，少用本品。如误用或多用，往往反而导致闭气，而出现胸闷、腹胀等症。有些人认为人参是一种补品，以为吃了对身体总有好处，这是错误的想法。无论是红参或是生晒参，在食用过程中一定要循序渐进，不可操之过急、过量服食。另外，一定要注意季节变化，一般来说，秋冬季节天气凉爽，进食比较好；而夏季天气炎热，则不宜

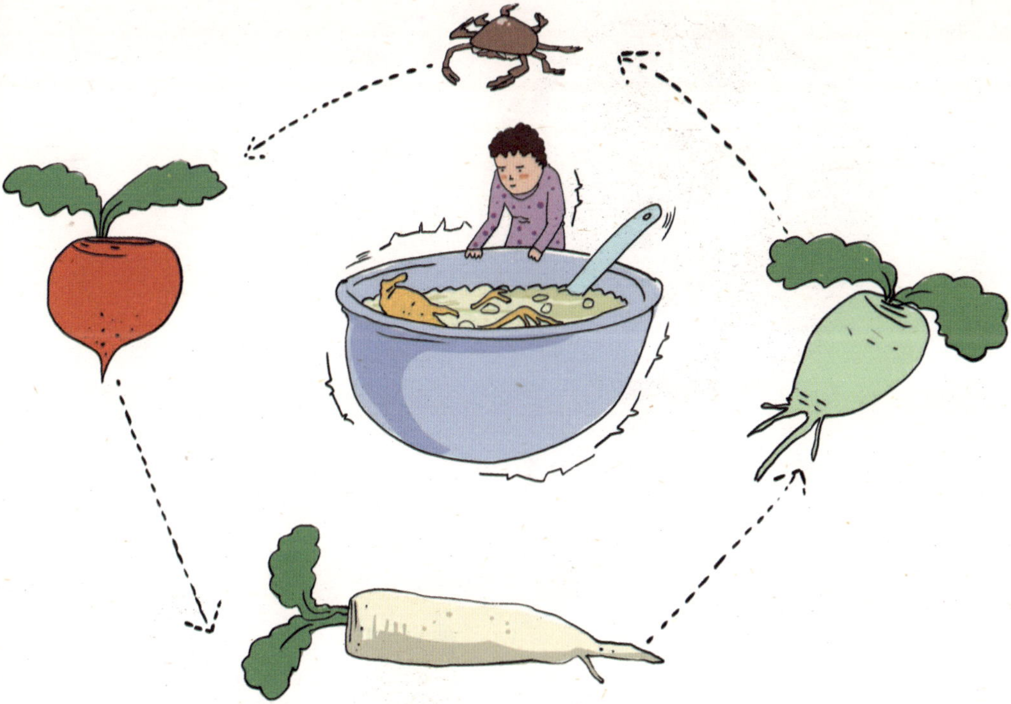

食用。

2.服用人参后忌吃萝卜(含红萝卜、白萝卜和青萝卜)和各种海味。古医书讲萝卜“下大气,消谷”。现代研究证实,萝卜消食利尿,与古代观点相同,人参大补元气是其最主要的功能。这两者,一个大补气,一个大下气,正好抵消。故有此一忌。

3.忌饮茶。服人参后,不可饮茶,以免使人参的作用受损。

4.无论是煎服还是炖服,忌用五金炊具。

5.人参忌与葡萄同吃,避免营养受损。葡萄中含有单宁酸,极易与人参中的蛋白质结合生成沉淀,影响吸收而降低药效。

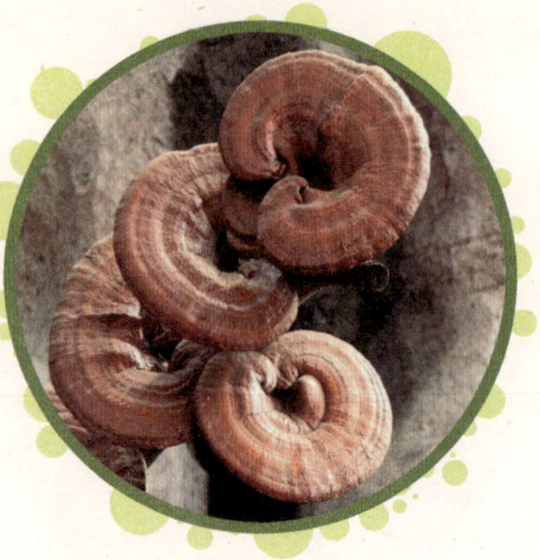

起死回生的灵芝

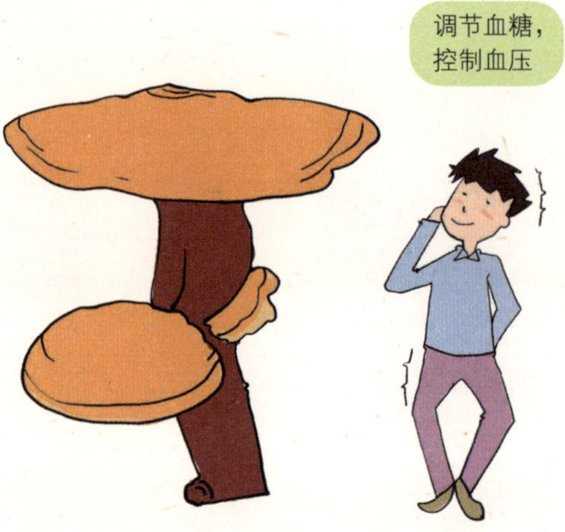

灵芝又称灵芝草、木灵芝，是0多孔菌科植物赤芝或紫芝的全株，以紫灵芝药效为最好。灵芝原产于亚洲东部，我国分布最广的地区是江西，灵芝作为拥有数千年药用历史的中国传统珍稀药材，具备很高的药用价值，经过科研机构数十年的现代药理学研究证实，灵芝对于增强人体免疫力、调节血糖、控制血压、辅助肿瘤放化疗、保肝护肝、促进睡眠等方面均具有显著疗效。

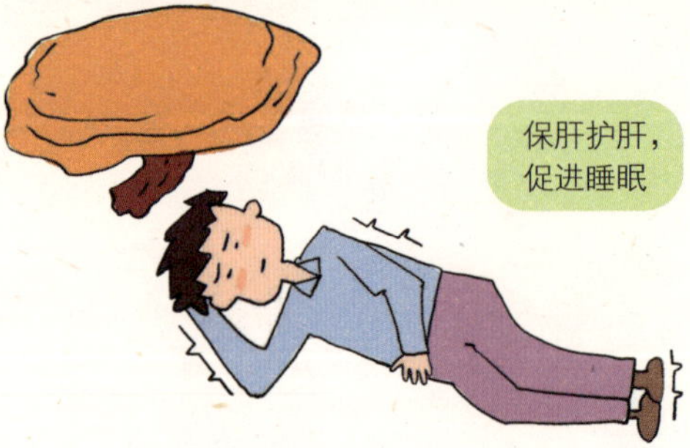

基本概念

灵芝在我们的生活中一般有两个概念：

1. 从广义的理解来说，它是指整个灵芝科的所有种类。全世界有200多个灵芝种类被描述与记载，国内有100多个品种。而古代是按6色来区分灵芝的，目前主要是以灵芝的担孢子细胞结构图来严格区分的。

2. 从狭义的理解来说，因为灵芝科中的一个品种为赤芝，是常见的代表品种，被人们称习惯了叫灵芝，实际上是它的学名，只是为给人们在称法上保留传统习惯，保留了灵芝的通用说法：赤芝＝灵芝。

所有关于灵芝的描述，医学数据库的书籍、论文，包括较多的医学工作者也沿用了这个称法。所以，绝大部分关于灵芝作用的医学论述，都是以赤芝为研究了解对象，以它为基础的。

一、抗肿瘤作用

自身免疫功能的低下或失调，是肿瘤之所以会发生并扩展的主要原因。灵芝是最佳的免疫功能调节和激活剂，它可显著提高机体的免疫功能，增强患者自身的抗癌能力。灵芝可以通过促进白细胞介素-2的生成，通过促进单核巨噬细胞的吞噬功能、通过提升人体的造血能力，尤其是白细胞的指标水平，以及通过其中某些有效成分对癌细胞的抑制作用，成为抗肿瘤、防癌以及癌症辅助治疗的优选药物。灵芝对人体几乎没有任何毒副作用。这种无毒性的免疫活化剂的优点，恰恰是许多肿瘤化疗药物和其他免疫促进剂都不具有的。

二、保肝解毒作用

灵芝对多种理化及生物因素引起的肝损伤均有保护作用。无论在肝脏损害发生前还是发生后，服用灵芝都可保护肝脏，减轻肝损伤。灵芝能促进肝脏对药物、毒物的代谢，对于中毒性肝炎有确切的疗效，尤其是慢性肝炎。灵芝可明显消除头晕、乏力、恶心、肝区不适等症状，并可有效地改善肝功能，使各项指标趋于正常。所以，灵芝可用于治疗慢性中毒、各类慢性肝炎、肝硬化、肝功能障碍。

三、对心血管系统的作用

动物实验和临床试验均表明，灵芝可有效地扩张冠状动脉，增加冠状动脉血流量，改善心肌微循环，增强心肌氧和能量的供给，因此，对心肌缺血具有保护作用，可广泛用于冠心病、心绞痛等的治疗和预防。对高血脂病患者，灵芝可明显降低血胆固醇、脂蛋白和甘油三酯，并能预防动脉粥样硬化斑块的形成。对于粥样硬化斑块已经形成者，则有降低动脉壁胆固醇含量、软化血管、防止进一步损伤的作用。此外，灵芝还可改善局部微循环，阻止血小板聚集。这些功效对于多种类型的中风有良好的防治作用。

灵芝能促进肝脏对药物、毒物的代谢，对于中毒性肝炎有确切的疗效。

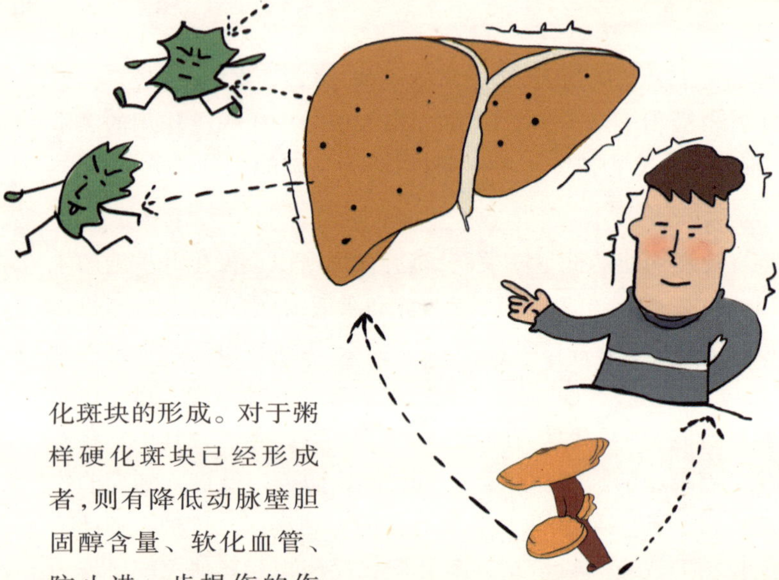

四、抗衰老作用

灵芝所含的多糖、多肽等有着明显的延缓衰老功效。此功效主要基于以下机理：

1.促进和调整免疫功能。对于成年人和老年人而言，这种促进和调整可明显延缓衰老。对处于生长发育阶段的少年儿童而言，则可促进其免疫功能的完善，增强抗病能力，确保其健康成长。

2.调节代谢平衡，促进核酸和蛋白质的合成。研究表明，灵芝能促使血清、肝脏和骨髓的核酸及蛋白质的生物合成，因此可以有效地抗病、防衰老。观察表明，服用灵芝以抗衰老，不仅对老年人有益，对各年龄阶段的人士都适用，因为生长发育的过程，也就是走向衰老的过程。

3.抗自由基作用。生物体所产生的内原性防卫自由基损伤的抗氧化剂或抗氧化剂酶类物质（如超氧化物歧化酶，即SOD）的降低，是人体衰老的一个原因。灵芝多糖有显著的拟SOD活性，可有效清除机体产生的自由基，从而阻止自由基对机体的损伤，防止了脂类的过氧化，保护了细胞，延缓了细胞衰老。

4.灵芝多糖能显著促进细胞核内DNA的合成能力，并可增加细胞的分裂代数，从而延缓了机体的衰老。

五、抗神经衰弱作用

灵芝常用于神经衰弱症与失眠，故它对中枢神经起到良好的作用。

一般用药后10～15天即出现明显疗效，表现为睡眠改善，食欲、体重增加，心悸、头痛、头晕减轻或消失，精神振奋，记忆力增强。属气血两虚者疗效更好。**所以，在国家药典中，灵芝就是有效的安眠宁神之药。**

临床药效

《神农本草经》把灵芝列为上品，谓紫芝“主耳聋，利关节，保神益精，坚筋骨，好颜色，久服轻身不老延年。”谓赤芝“主胸中结，益心气，补中增智慧不忘，久食轻身不老，延年成仙。”近年来，医学界对灵芝的研究如雨后春笋，临床报道颇多，归纳起来有下述几方面：

(1)治慢性支气管炎：服用灵芝片，每日3次，每次1片（含量相当于生药0.5克）；或用灵芝酊（20%浓度），每日3次，每次10毫升（每日量相当于生药6克），一般15～30天开始见效。

(2)治支气管哮喘：小儿患者每日肌肉注射1～2毫升（每毫升含0.5～1克生药），连续注射1个月左右。

(3)治白细胞减少症：曾治疗因化学、物理、药物及慢性病等各种因素引起的白细胞减少症52例，近期有效率为84.6%，白细胞总数平均提高至1 028/立方毫米。10～20天为一个疗程。

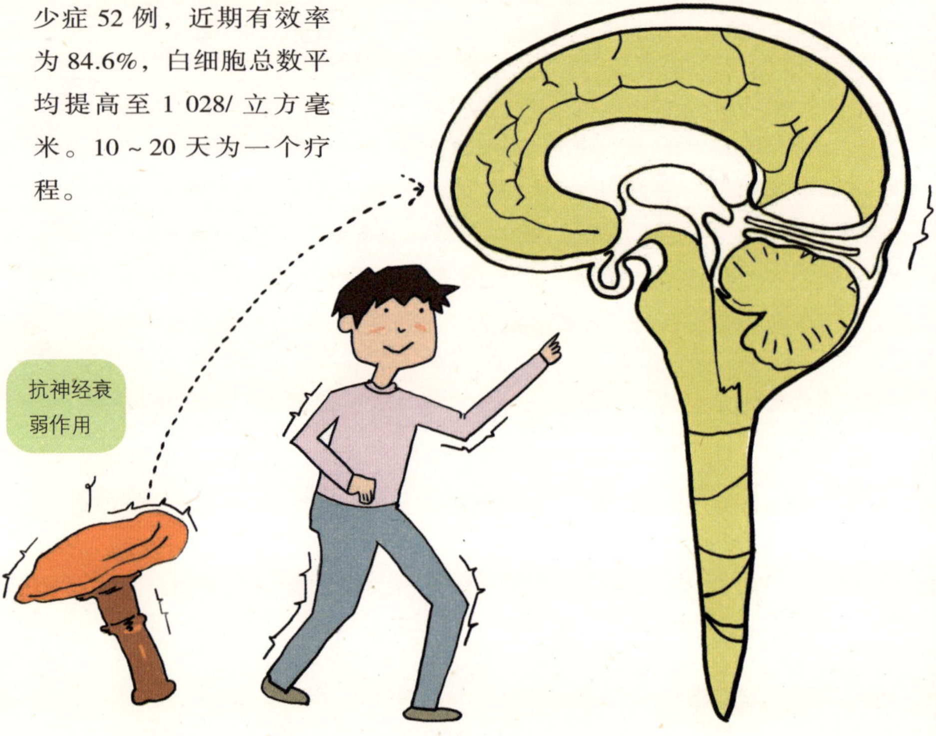

(4)治疗冠心病：对心绞痛、心前区闷胀，或紧压感的缓解率约为72%，对心悸、气促等症状的好转率约为65%，半数以上患者服药期间反映：食欲、睡眠、精神好转，降低血甘油三酯有较好疗效。

(5)治疗心律失常：在用灵芝治疗冠心病的过程中，发现在冠心病改善的同时，伴随的心律失常也随着好转和消失。于是，采用灵芝注射液治疗各种心律失常，取得了一定的效果。

(6)治急性病毒性肝炎，比传统的“护肝”药物疗效好。此外，还用于治疗萎缩性胃炎、恶性肿瘤等。

(7)抗神经衰弱。祖国医学所载，灵芝能“安神”、“增智慧”、“不忘”。据报道，灵芝制剂对神经衰弱、失眠有显著疗效，总有效率高达 87.14% ~ 100%。

(8)治疗糖尿病：灵芝降血糖之原理是由于促进组织对糖的利用。服用灵芝后可取代胰岛素抑制脂肪酸的释出，可改善血糖、尿糖等症状。

(9)抗过敏作用：当机体受某种抗原侵袭导致免疫功能亢进，继而产生各种变态反应或免疫性病理损害时，灵芝能抑制亢进的免疫水平，保持机体自身的稳定。

(10)治疗风湿、类风湿：灵芝在风湿及类风湿临床应用上具有一定的疗效，灵芝对自体免疫和生理机能调节上的作用比较明显，依据中医理论，类风湿关节炎病因复杂，属于中医“痹证”范畴。痹是阻闭不通之意，风寒湿热之邪，乘虚侵袭人体，导致气血运行不畅，经络淤滞；另外痹病的发生还与体质的盛衰以及气侯条件、生活环境有密切关系。灵芝粉在临床患者服用 2 ~ 3 个疗程后对风湿、类风湿有明显的治疗效果，显效率在 78%左右。

由此可见，灵芝治疗的病，大部分为老年性、顽固性、退化性的疾病。

服用灵芝的注意事项

A.有极少数人对灵芝有过敏反应，这类人就不宜吃灵芝。

B.灵芝在以下情况时是不建议食用的：病人手术前、后一周内，或正在大出血的病人。

C.服用灵芝无效的原因。正常的情况下，服用 1 ~ 2 周后即有改善的表现，继续服用则可让身体恢复健康。但是也会碰到没有效果的，其原因可能如下：

*没有定时、定量食用（想到才吃）。

*分量不够。

*有瞑眩反应时，因害怕而未再继续食用。

*饮食、运动、生活没有好好配合。

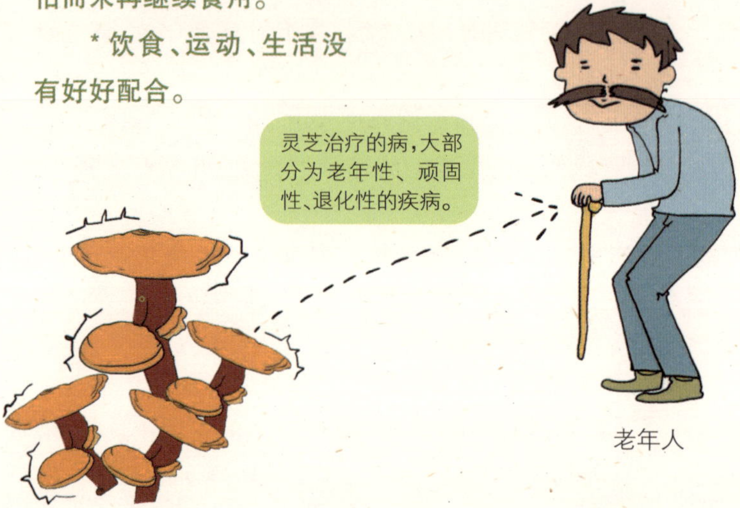

老年人

*病得太久，而所服用药物太多，体内毒素无法短时间内彻底排除，或先前用药不当，反而积毒、积患成疾。

*病情时好时坏，过于心急、缺乏

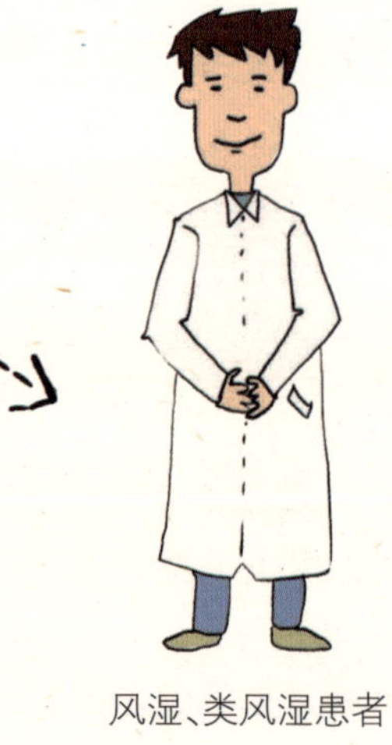

风湿、类风湿患者

耐性而失去信心，没有继续食用。

* 心理因素，因接受别人消极的建议，不再食用。

D.灵芝对其他各种慢性病均有相当的功效，最好与维生素 C 一起长期服用。

E.老人、小孩、孕妇服用也安全?

原则上，任何人都可以服用灵芝。小孩与老人的身体抵抗力（免疫力与肝脏的解毒力）比成人弱，因而容易患各种疾病。服用灵芝，抵抗力就会大为增强，因而不易感冒，所以，小孩与老人更要率先服用灵芝。学龄前的小孩，适量为成人的 2/3；体重轻而虚弱型的老人，适量为成人的 2/3。如果是怀孕 3 个月之内的孕妇，请勿开始服用。不过怀孕四个月以上，胎儿五体已经完全，服用无妨。事实上，也有相当多的报告指出，灵芝对妊娠性肾盂肾炎有明显疗效，孕吐得以减轻。

F.疾病痊愈后，可否立即服用?

如遇感染症疾病（肺炎、结核、化脓性疾病等）时，痊愈后药物就完全不需要了，但患成人病那样的慢性疾病时，状况则完全不同。成人病的原因有：

1.遗传体质；

2.老化现象；

3.饮食生活的恶化；

4.精神压力；

5.过分疲倦；

6.药害公害；

7.运动不足。

纵使成人病在服用灵芝完全痊愈时，若彻底停止服用的话，总有一天，这些原因之中的几个必定会再度袭击我们。因此，即使已经痊愈，也应该继续服用（量稍减无妨），以预防疾病的复发。

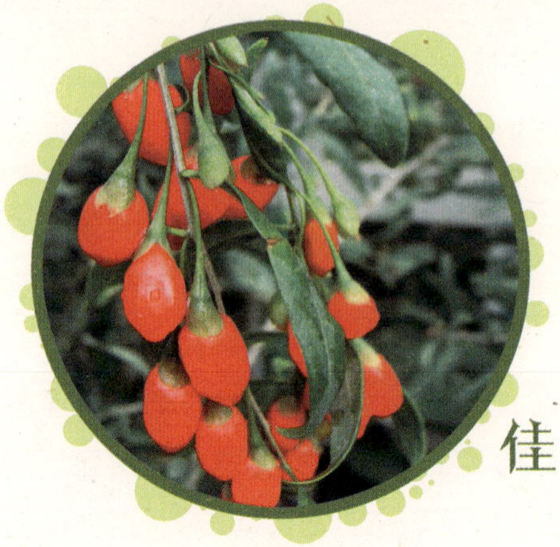

佳食良药——枸杞

枸杞是名贵的药材和滋补品，中医很早就有“枸杞养生”的说法。《本草纲目》记载：“枸杞，补肾生精，养肝……明目安神，令人长寿。”

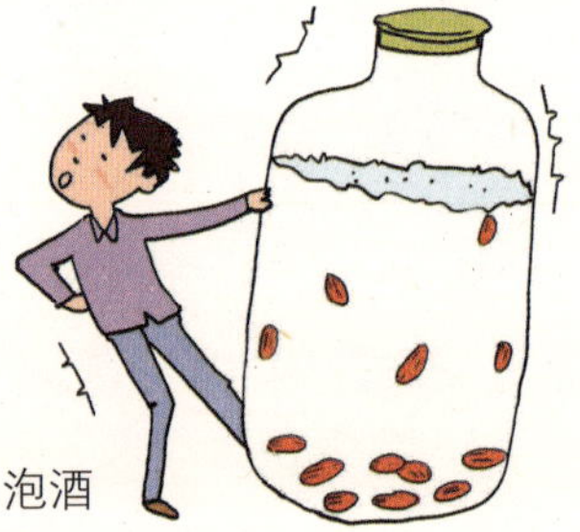
泡酒

枸杞的产区主要集中在西北地区，宁夏的枸杞最为著名，另外甘肃、青海等地的枸杞品质也很高。

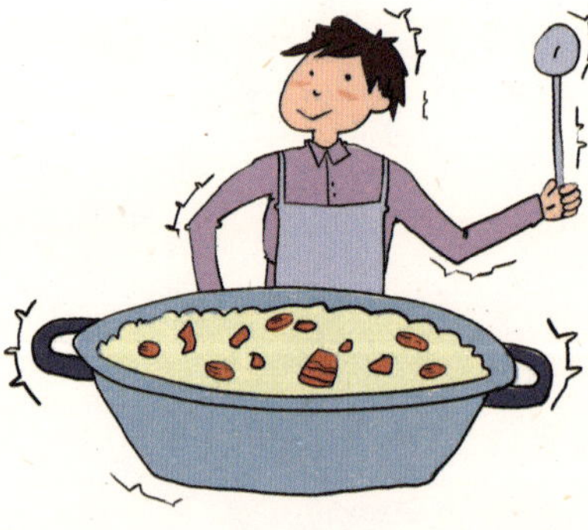
煮粥、熬膏

枸杞子

枸杞子是常用的营养滋补佳品，在民间常用其煮粥、熬膏、泡酒或同其他药物、食物一起食用。枸杞子自古就是滋补养人的上品，有延缓衰老的功效，所以又名“却老子”。枸杞中的维生素 C 含量比橙子高，β－胡萝卜素含量比胡萝卜高，铁含量比牛排还高。更吸引人的一点是，枸杞所起到的壮阳功能令人喜出望外。枸杞作为药食两用的进补佳品，有多种食用方法。枸杞一年四季皆可服用，夏季宜泡茶，但以下午泡饮为佳，可以改善体质，利于睡眠。但要注意的是，枸杞泡茶不宜与绿茶搭配，适合与贡菊、金银花、胖大海和冰糖一起泡，用眼过度的电脑族尤其适合。冬季枸杞宜煮粥，它可以和各种粥品搭配，枸杞炖羊肉也是很适合冬天食用的。家常炒菜加入枸杞后口感颇佳，如枸杞炒蘑菇就是一道色香味俱佳的素菜。枸杞玉米羹鲜香可口，色泽美观。对于女性而言，常吃枸杞还可以起到美白养颜的功效。 枸杞的叶、花、根也是上等的美食补品。现代医学研究表明，它含有胡萝卜素、甜菜碱、维生素A、维生素 B_1、维生素 B_2、维生素 C 和钙、磷、铁等，具有增加白细胞活性、促进肝细胞新生的药理作用，还可降血压、降血糖、降血脂。

枸杞子亦为扶正固本、生精补髓、滋阴补肾、益气安神、强身健体、延缓衰老之良药，对慢性肝炎、中心性视网膜炎、视神经萎缩等疗效显著；对抗肿瘤、保肝、降压，以及老年人器官衰退的老化疾病都有很强的改善作用。作为滋补强壮剂治疗肾虚各症及肝肾疾病疗效甚佳，能显著提高人体中血浆睾丸素含量，达到强身之功效。现代医学研究表明，枸杞对体外癌细胞有明显的抑制作用，可用于防止癌细胞的扩散和增强人体的免疫功能。

任何滋补品都不要过量食用，枸杞也不例外。一般来说，健康的成年人每天吃 20 克左右的枸杞比较合适；如果想起到治疗的效果，每天最好吃 30 克左右。现在，很多关于枸杞毒性的动物实验证明，枸杞是非常安全的食物，里面不含任何毒素，可以长期食用。

枸杞虽然具有很好的滋补和治疗作用，但也不是所有的人都适合服用的。由于它温热身体的效果相当强，正在感冒发烧、身体有炎症、腹泻的人最好不要吃。

功能主治

治肝肾阴亏，益精明目。用于虚劳精亏、腰膝酸痛、眩晕耳鸣、阳痿遗精、内热消渴、血虚萎黄、目昏不明等。

应用价值

药用价值

果实（中药称枸杞子、红果子），药用功能与宁夏枸杞相同；根皮（中药称地骨皮）；茎叶（中药称枸杞叶）。

药　名	药用部位	性　味	功　效
枸杞子	以植物干燥成熟果实入药	味甘；性平	养肝；滋肾；润肺
枸杞叶	以植物的嫩茎叶入药	味苦、甘；性凉	补虚益精；清热明目
地骨皮	以植物干燥的根皮入药	味甘；性寒	凉血除蒸；清肺降火

近代药理实验表明：枸杞子具有增强机体免疫功能，抑制肿瘤、降血糖、降血脂、抗疲劳等作用。这些功能与其含有丰富的生物活性物质是分不开的。近年来，随着枸杞化学成分研究的不断深入，国内外在枸杞药理研究及临床应用方面取得了不少新进展。但是，尽管枸杞子具有重要的免疫调节作用，对枸杞的作用机理的研究深度还远远不够。

其他用途

嫩叶可做蔬菜；种子油可制润滑油或食用油；由于它耐干旱，可生长在沙地，因此可作为水土保持的灌木。

枸杞子是一味常用的补肝益肾中药，其色鲜红，其味香甜。对造血功能有促进作用，还能抗衰老、抗突变、抗肿瘤、抗脂肪肝及降血糖等。中医常常用它来治疗肝肾阴亏、腰膝酸软、头晕、健忘、目眩、消渴、遗精等病症。枸杞子在增强性功能方面具有独特的作用，我国民间流传甚广的“君行千里，莫食枸杞”的名言，就是讲枸杞具有很强的激发性功能的作用，对离家远行的青年男女不宜。但是，对于在家的男女和那些性功能减弱的人来说，多食枸杞或其制品，又是非常必要的。对于肾虚的人，枸杞子无疑是最受欢迎的美味与妙药，更是一种不可多得的营养保健品。

枸杞子应在夏、秋二季果实呈橙红色时采收，晾至皮皱后，再曝晒至外皮干硬、果肉柔软，除去果梗；或热风低温烘干，除去果梗。

作用：1.对免疫功能的影响：有增强非特异性免疫作用，小鼠灌服枸杞子水提取物或肌注醇提取物和枸杞多糖，均有提高巨噬细胞的吞噬功能、增强血清溶菌酶的作用，提高血清中抗绵羊红细胞抗体的效价，还能增加鼠脾脏中抗绵羊红细胞的抗体形成细胞的数量。

2. 延缓衰老作用：枸杞提取液 0.5 毫克 / 千克小鼠灌胃，共 20 日可明显抑制肝 LPo（过氧化脂质）生成，并使血中谷胱甘肽过氧化物酶 (GSH-Px) 活力和红细胞超氧化物歧化酶 (SOD) 活力提高；人体试验显示，可明显抑制血清 LPo 生成，使血中 GSH-Px 活力增高，但红细胞 SOD 活力未见升高。

提示：枸杞提取液具有延缓衰老的作用。

3. 抗肝损伤：甜菜碱盐酸盐能使大鼠血清和肝内的磷脂明显增加，对长期给予四氯化碳所致的大鼠磷脂下降及胆固醇升高具有明显的保护作用，水溶性提取物亦有类似作用，但稍弱。

4. 降血糖：枸杞提取物可显著而持久地降低大鼠血糖，增加糖耐量，且毒性较小。另外，枸杞还有抗肿瘤、促进造血功能等作用。

枸杞泡茶配方及功效

枸杞子茶

【配方】红茶 1 克、枸杞子 10 克、白菊花 10 克、食盐 10 克。

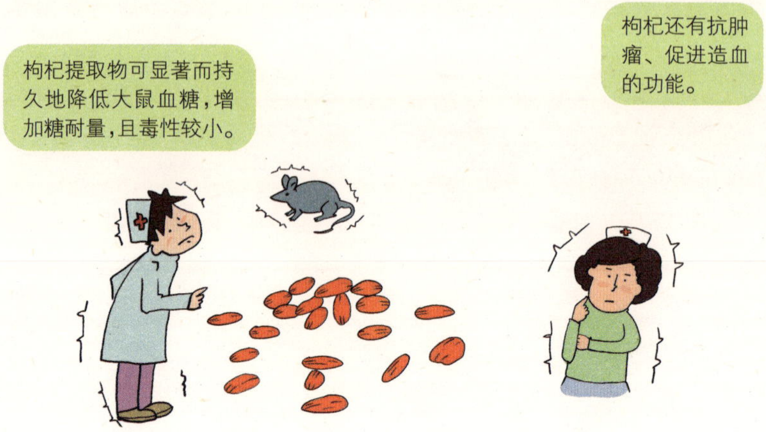

【用法】先将盐炒热，后加入枸杞子炒至发胀即可筛去盐，取枸杞子备用。以开水冲泡代茶饮用。

【功效】养肝明目，疏风清热。用于视力衰退、目眩、夜盲症。

枸杞炖银耳

枸杞炖银耳是传统高级滋补名羹。相传西汉开国元勋张良看到刘邦大肆杀戮功臣名将，深感自危，决心激流勇退。辞官隐居山间后，他经常采集银耳炖食，以示清白。到了唐朝，开国功臣房玄龄、杜如晦都当上宰相，他们认为大丈夫不能只图个清白，如果死得有价值，抛头颅洒热血又有何妨？于是他们在炖银耳中加入枸杞，寓意为人既要清白，又要不怕死，此菜由此留传至今。

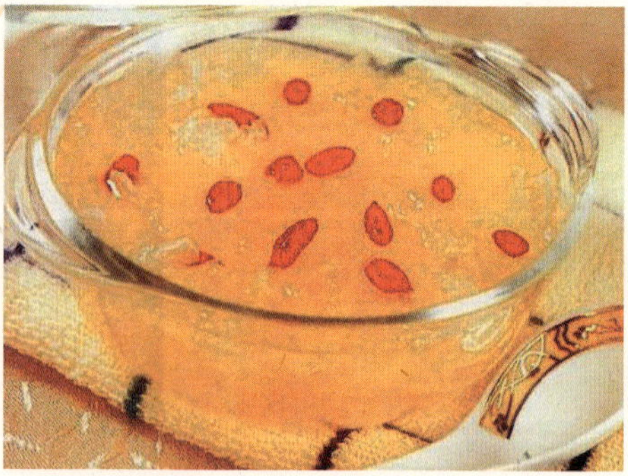

原料：枸杞 25 克、水发银耳 150 克、冰糖 25 克、白糖 50 克。

烹制方法：

(1)银耳洗净入温水中涨发1个小时，除去杂质泡入清水中。

(2)汤锅置旺火中添水烧沸，放入冰糖、白糖，烧沸后撇去浮沫，待糖汁清白时将银耳、枸杞放入锅内炖至银耳有胶质时再倒入大汤碗内。

菜肴特点：羹汁浓稠，甘甜绵滑，滋补健身。

枸杞菜粥

原料：(4人份)枸杞子2大匙、大米1茶碗、水6杯、油菜1棵、盐1小匙。

烹制方法：

1.大米加入深锅中，加水煮沸，注意防止溢出，用文火煮1小时。

2.油菜洗净、去根，放在加盐的热水中焯一下，切成3~4厘米长的段。

3.枸杞子若是鲜品、柔软，则不需处理；若是干品，必须浸泡于温水中，使其变柔软。

4.粥煮好后，加入盐、青菜、枸杞子，稍煮一下即成。

注意事项

相克：枸杞一般不宜和过多茶性温热的补品如桂圆、红参、大枣等共食。

用药禁忌

枸杞

外邪实热，脾虚有湿及腹泻者忌服。

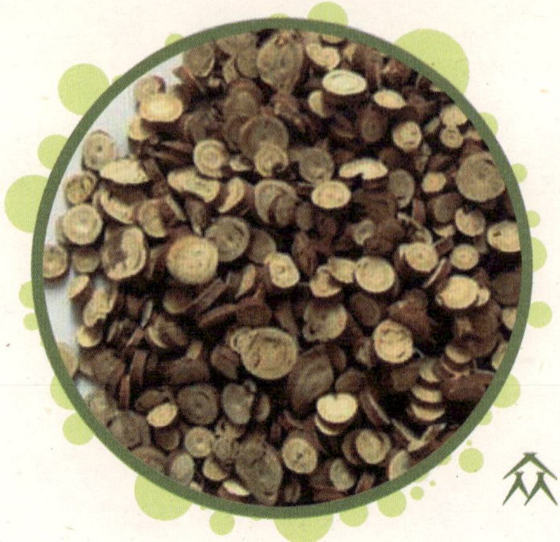

众药之王——甘草

甘草是一种**补益中草药**。药用部位是根及根茎，甘草根部呈圆柱形，长 25 ~ 100 厘米，直径 0.6 ~ 3.5 厘米。甘草外皮松紧不一，表面红棕色或灰棕色。根茎表面有芽痕，断面中部有髓。气微、味甜而特殊。功能主治**清热解毒，祛痰止咳**等。甘草喜阳光充沛、日照长、气温低的干燥气候。甘草多生长在干旱、半干旱的荒漠草原、沙漠边缘和黄土丘陵地带。

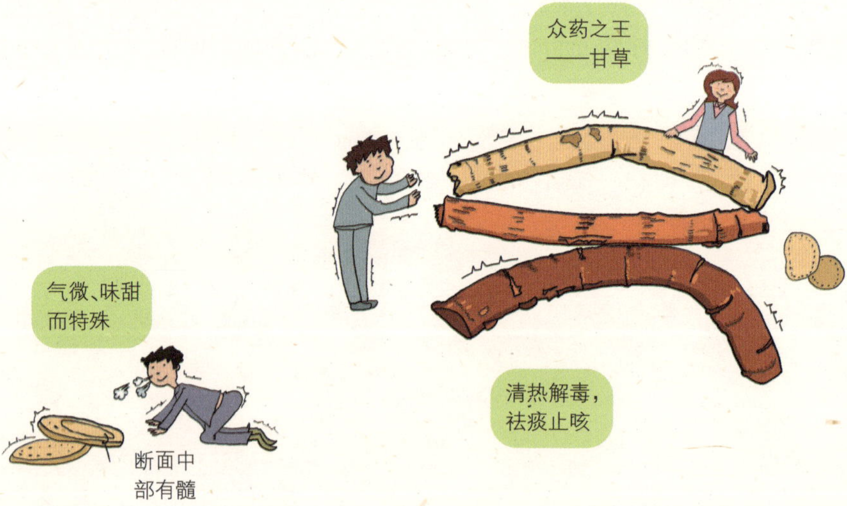

医学作用

药理作用

1.对消化系统的作用 除去甘草甜素的浸膏及甘草中黄酮甙类对大鼠实验性溃疡有明显保护作用。

2.肾上腺皮质激素样作用 甘草浸膏、甘草甜素及甘草次酸对健康人及动物都有促进钠、水潴留的作用；小剂量甘草甜素（每只100微克）能使大鼠胸腺萎缩及肾上腺重量增加，产生糖皮质激素可的松样作用。大剂量时则糖皮质激素样作用不明显，只呈现盐皮质激素样作用。

3.解毒作用 甘草浸膏及甘草甜素对某些药物中毒、食物中毒、体内代谢产物中毒都有一定的解毒能力。解毒作用的有效成分为甘草甜素，解毒机制为甘草甜素对毒物有吸附作用，甘草甜素水解产物葡萄糖醛酸能与毒物结合，以及甘草甜素有肾上腺皮质激素样作用，可增强肝脏的解毒能力。

4.止咳平喘作用 甘草次酸有明显的中枢性镇咳作用，大剂量的甘草次酸可使小鼠呼吸抑制。此外，甘草甜素、甘草次酸盐尚有抗炎症及抗过敏、抗肝损伤、抗癌、抗菌、抗艾滋病毒作用。

甘草用途

甘草性平，味甘，归十二经。有解毒、祛痰、止痛、解痉、抗癌等药理作用。在中医上，甘草补脾益气、止咳润肺、缓急解毒、调和百药。临床应用分“生用”与“蜜炙”之别。生用主治咽喉肿痛、痈疽疮疡、胃肠道溃疡以及解药毒、食物中毒等；蜜炙主治脾胃功能减退、大便溏薄、乏力发热以及咳嗽、心悸等。

1.用于心气虚、心悸怔忡、脉结代，以及脾胃气虚、倦怠乏力等。前者，常与桂枝配伍，如桂枝甘草汤、炙甘草汤；后者，常与党参、白术等同用，如四君子汤、理中丸等。

2.用于痈疽疮疡、咽喉肿痛等。可单用、内服或外敷，或配伍应用。痈疽疮疡，常与金银花、连翘等同用，共奏清热解毒之功。咽喉肿痛，常与桔梗同用，如桔梗汤。若农药、食物中毒，常配绿豆或与防风水煎服。

3.用于气喘、咳嗽。可单用，亦可配伍其他药物应用。如治湿痰咳嗽的二陈汤；治寒痰咳喘的苓甘五味姜辛汤；治燥痰咳嗽的桑杏汤；治热毒而致肺痈、咳唾腥臭脓痰的桔梗汤；治咳唾涎沫的甘草干姜汤等。另外，风热咳嗽、风寒咳嗽、热痰咳嗽亦常配伍应用。

4.用于胃痛、腹痛及腓肠肌挛急疼痛等，常与芍药同用，能显著增强治挛急疼痛的疗效，如芍药甘草汤。

5.用于调和某些药物的烈性。如调味承气汤，用甘草缓和大黄、芒硝的泻下作用及其对胃肠道的刺激。另外，在许多处方中也常用甘草调和诸药。

此外，现代用于胃及十二指肠溃疡，常与乌贼骨、瓦楞子等同用。甘草尚兼有利尿作用，故常以晒干的甘草梢作为治疗热淋尿痛的辅助药。

与大豆合用有解毒的功效

西医药理发现，甘草剂有抗炎和抗变态反应的功能，因此在西医临床上主要作为缓和剂。缓解咳嗽、祛痰，治疗咽痛、喉炎；甘草或甘草次酸有去氧皮质酮类作用，对慢性肾上腺皮质功能减退症有良好功效；甘草制剂能促进胃部黏液的形成和分泌，延长上皮细胞寿命，有抗炎活性，常用于慢性溃疡和十二指肠溃疡的治疗；甘草的黄酮具有消炎、解痉和抗酸作用；甘草也是人丹的主要原料之一。

甘草还广泛应用于食品工业，精制糖果、蜜饯和口香糖。甘草浸膏是制造巧克力的乳化剂，还能增加啤酒的酒味及香味，提高黑啤酒的稠度和色泽，亦可制作某些软性饮料和甜酒；还可用于香烟矫味。在化工、印染工业中，甘草也有广泛用途。

国老——众药之王

甘草入药已有悠久历史。早在两千多年前,《神农本草经》就将其列为上乘之药。南朝医学家陶弘景将甘草尊为“国老”,并言:“此草最为众药之王,经方少有不用者。”“国老”,即帝师之称。把甘草推崇为药之“帝师”,其原因正如李时珍在《本草纲目》中所释:“诸药中甘草为君,治七十二种乳石毒,解一千二百草木毒,调和众药有功,故有‘国老’之号。”

甘草加工——两草五节

春、秋二季采挖,除去须根,晒干。采挖后的甘草在加工时严守传统工艺,做到皮净身干、单条顺直、两头见刀、口径整新、根茎分拢等。

甘草依据取材部位和质量优劣,茎分“两草”,根分“五节”。

茎分两草是一曰白粉草,即鲜草剥去外皮者;一曰大草,即适于药用之茎。

根分五节是:大节、中节、小节、毛条、疙瘩头。

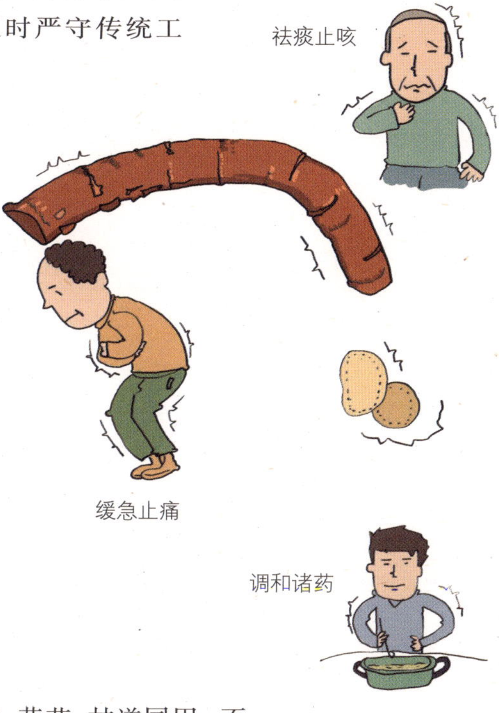

【注意】不宜与大戟、芫花、甘遂同用。不可与鲤鱼同食,同食会中毒。

【制法】除去杂质,洗净,润透,切厚片,干燥。

药理研究

1.与功效主治相关的药理作用

甘草具有补脾益气、清热解毒、祛痰止咳、缓急止痛、调和诸药的功效。用于脾胃虚弱、倦怠乏力、心悸气短、咳嗽痰多、四肢挛急疼痛、痈肿疮毒，缓解药物毒性、烈性。

（1）甘草皮质激素样作用的机制：

① 促进皮质激素的合成；

② 甘草次酸在结构上与皮质激素相似，能竞争性地抑制皮质激素在肝内的代谢失活，从而间接提高皮质激素的血药浓度；

③ 两者的化学结构相似，有直接皮质激素样作用。

（2）调节机体免疫功能

甘草具有增强和抑制机体免疫功能的不同成分。甘草葡聚糖能增强机体免疫功能，对小鼠脾脏淋巴细胞有激活增殖作用，表现出致分裂原特性。

甘草酸类主要表现为增强巨噬细胞吞噬功能和增强细胞免疫功能的作用，但对体液免疫功能有抑制作用。

（3）抗菌、抗病毒、抗炎、抗变态反应

甘草黄酮类化合物对金黄色葡萄球菌、枯草杆菌、酵母菌、真菌、链球菌等有抑制作用。甘草甜素对人体免疫性缺陷病毒（艾滋病病毒）、肝炎病毒、水疱性口腔病毒、腺病毒Ⅲ型、单纯疱疹病毒Ⅰ型、牛痘病毒等均有明显的抑制作用。

抗炎有效成分是甘草酸单铵盐、甘草次酸。甘草酸单铵盐对豚鼠腹腔注射给药，可明显抑制豚鼠支气管哮喘的发生，表现为引喘时间明显延长。甘草甜素能显著抑制鸡蛋清引起的豚鼠皮肤反应，并减轻过敏性休克症状。

（4）镇咳、祛痰

甘草浸膏片口内含化后能覆盖在发炎的咽部黏膜上，缓和炎症对它的刺激，达到镇咳作用。甘草还能通过促进咽喉和支气管黏膜的分泌，使痰易于咳出，呈现祛痰镇咳作用。甘草次酸、甘草黄酮、甘草浸液灌胃给药，对氨水和二氧化硫引起的小鼠咳嗽均有镇咳作用，并均有祛痰作用。

(5)对消化系统的影响

抗溃疡 甘草粉、甘草浸膏、甘草次酸、甘草素、甘草苷、异甘草苷和镄100对动物多种实验性溃疡模型均有抑制作用，能促进溃疡愈合。生胃酮(即甘草次酸的琥珀酸半酯二钠盐)能加速胃溃疡面愈合、改善胃黏膜抵抗力。镄100灌服给药，能完全抑制结扎幽门引起的大鼠胃溃疡形成，对乙酰胆碱和组胺引起的胃酸分泌有抑制作用。

甘草抗溃疡作用的机制：

①抑制胃液、胃酸分泌；

②在胃内直接吸着胃酸而降低胃液酸度；

③增加胃黏膜细胞的保护成分，保护胃黏膜，使之不受损害；

④促进消化道上皮细胞再生(如甘草锌)；

⑤刺激胃黏膜上皮细胞合成和释放有黏膜保护作用的内源性前列腺素。

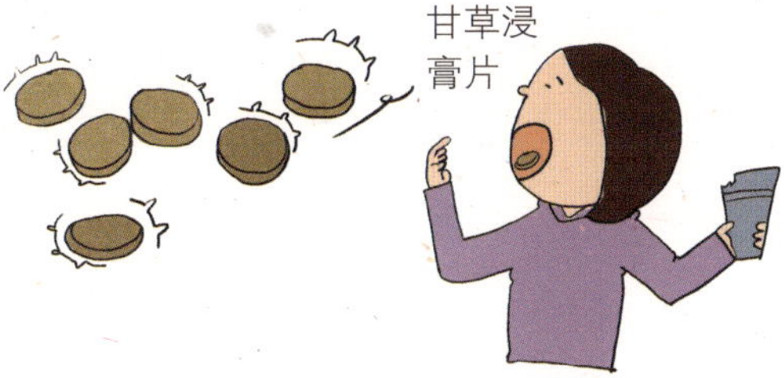

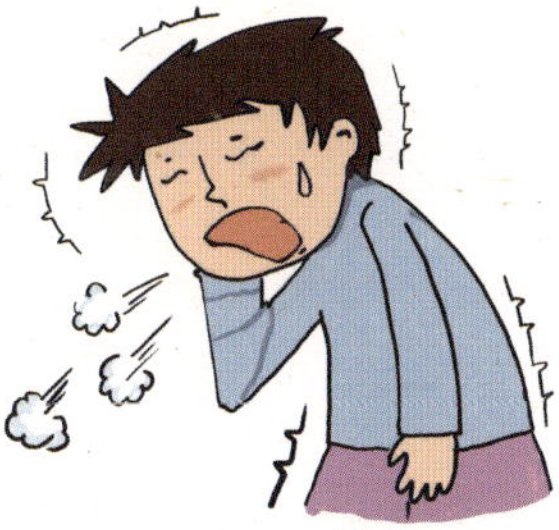
镇咳

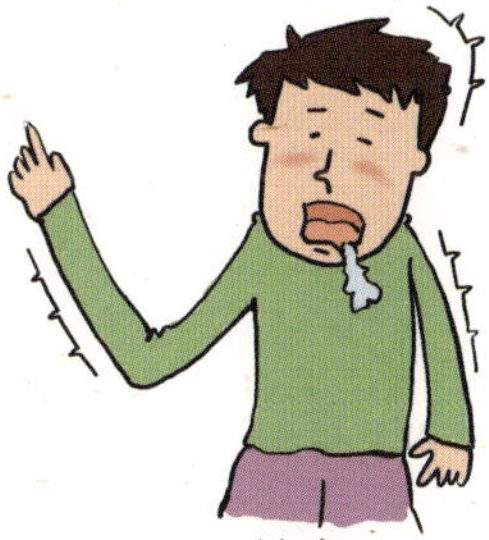
祛痰

解痉 镂100对离体豚鼠肠管有明显抑制作用。镂100和异甘草素等黄酮化合物对乙酰胆碱、氯化钡、组胺引起的肠管痉挛性收缩有显著解痉作用。家兔灌胃甘草液后胃平滑肌运动逐渐减弱，30分钟后胃运动几乎完全停止。甘草的解痉作用的有效成分主要是黄酮类化合物，其中以甘草素的作用为最强。镂100与芍药苷的解痉作用有协同功效。

保肝 甘草制剂和甘草甜素对动物多种实验性肝损伤具有明显的保护作用。

甘草甜素或甘草次酸肌肉注射，对四氯化碳引起的实验性肝硬化有抑制作用，可使肝胶原蛋白和血清 γ－球蛋白含量降低，并使血清丙氨酸转氨酶水平降低，可抑制肝纤维组织增生和减轻间质炎症反应。病理组织学检查发现，其也可使肝坏死和气球样变性明显减轻。

甘草酸二铵具有较强的抗炎、保护肝细胞膜和改善肝功能的作用。

甘草酸对乙肝病毒有直接抑制作用，在体外对乙型肝炎病毒感染细胞表面抗原向细胞外分泌有抑制作用。

（6）解毒

甘草对误食毒物、药物中毒（敌敌畏、咖啡因、巴比妥）均有一定的解毒作用，能缓解中毒症状，降低中毒动物的死亡率。甘草解毒作用的有效成分主要为甘草甜素。

甘草解毒作用的机制为：

①吸附毒物，甘草甜素水解后释放出的葡萄糖醛酸可与含羧基、羟基的毒物结合，减少毒物的吸收；

②通过物理、化学方法沉淀毒物以减少吸收，如甘草可沉淀生物碱；

③肾上腺皮质激素样作用，并改善垂体－肾上腺系统的调节作用，提高机体对毒物的耐受能力；

④提高小鼠肝细胞色素 P-450 的含量，增强肝脏的解毒功能。

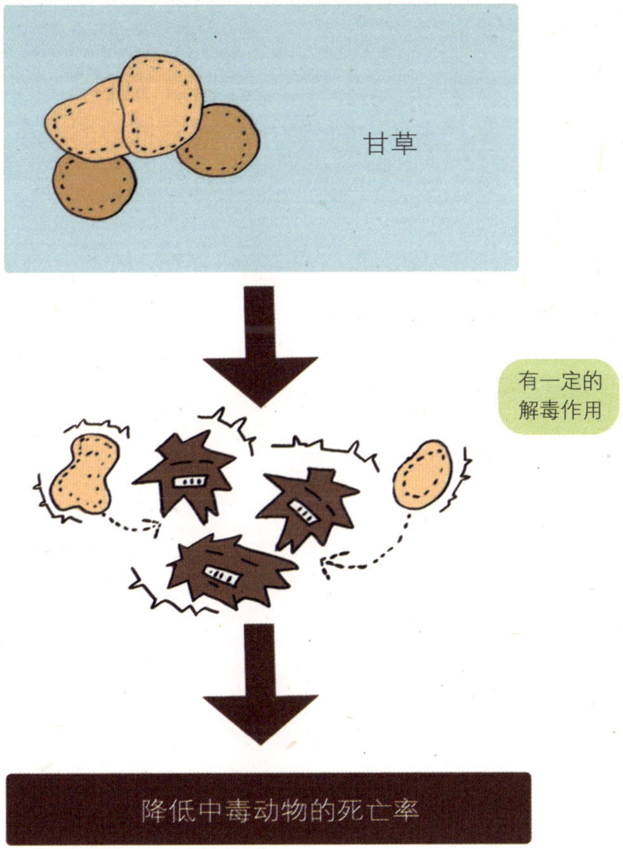

2.其他药理作用

(1)抗心律失常　炙甘草提取液腹腔注射对氯仿诱发的小鼠心室纤颤、肾上腺素诱发的家兔心律失常、乌头碱诱发的大鼠心律失常、氯化钡和毒毛花苷K诱发的豚鼠心律失常均有抑制作用，并能减慢心率。

(2)降血脂、抗动脉粥样硬化　甘草甜素对家兔实验性高胆固醇症及胆固醇升高的高血压病人均有一定的降低血中胆固醇的作用。小剂量的甘草甜素(2毫克/天)在一定时间内能使实验性动脉粥样硬化家兔的胆固醇降低，粥样硬化程度减轻，20毫克/天能阻止大动脉及冠状动脉粥样硬化的发展，但剂量更大时（40毫克/天）反而无效。甘草次酸盐(10毫克/千克,口服)对高血脂大鼠和实验性动脉粥样硬化的家兔有降血胆固醇、脂蛋白和β-脂蛋白、甘油三酯的作用；家兔主动脉内的和大鼠肝脏内的胆固醇和β-脂蛋白含量下降，甘草次酸盐的降血脂和抗动脉粥样硬化作用较之聚合皂甙更强。

(3)抑制血小板聚集　甘草中的异甘草素具有抗血小板聚集作用,在体外的作用强度相当于阿司匹林。甘草叶中富含黄酮的组分对胶原蛋白或腺苷二磷酸诱导的血小板聚集具有较强的抑制作用,对后者的抑制作用比阿司匹林强大17.7倍。

(4)抗肿瘤　甘草酸对黄曲霉素和二乙基亚硝胺诱发的大鼠肝癌病变的发生有明显的抑制作用。从甘草中提取的黄酮类混合物可有效地预防巴豆油对小鼠皮肤的促癌作用。

综上所述，与甘草补脾益气功效相关的药理作用为肾上腺皮质激素样作用和调节机体免疫功能；与其清热解毒功效相关的药理作用为抗菌、抗病毒、抗炎、抗变态反应等作用;与其缓急止痛功效相关的作用为抗溃疡、解痉和保肝作用;而祛痰止咳、调和诸药的功效与其镇咳、祛痰、解毒作用有关。甘草还具有抗心律失常、降血脂、抗动脉粥样硬化、抑制血小板聚集、抗肿瘤等作用。

甘草对胃酸过多的胃肠道溃疡病,能抑制其胃酸分泌,降低胃液酸度,缓解胃肠平滑肌痉挛及镇痛作用,并与芍药的有效成分芍药苷有协同作用,改善胃黏膜抵抗力,促进溃疡面愈合,与其他治疗胃溃疡的药物并用能获得更好的治疗作用。甘草浸膏口服后能覆盖发炎的咽部黏膜,缓和炎症对它的刺激,起到镇咳作用。

甘草的解毒功能,主要是甘草酸分解的葡萄糖醛酸与毒素发生反应的结果。实验证明,甘草及各种制剂能消除或降低氯化铵、组织胺、水合氯醛、苯砷、升汞的毒性;对河豚毒、蛇毒、白喉毒素、破伤风毒素也有一定的解毒作用。其解毒作用的有效成分为甘草甜素。此外，甘草甜素对毒物有吸附作用，其解毒作用与吸附率成正比关系。与药用炭一样，在胃内吸附毒物，通过减少毒物吸收而解毒。甘草醇提取物及甘草次酸在体外对结核杆菌、大肠杆菌、阿米巴原虫及滴虫均有抑制作用。甘草次酸在试管内能增强小檗碱抑制金葡菌的作用。甘草制剂对多种皮肤炎症及皮肤过敏性疾患均有一定疗效，如接触性皮炎、过敏性皮炎、湿疹、皮炎、皮疹等。用于眼科治疗疱疹性结膜炎、巩膜炎、急性虹膜睫状体炎等亦取得较好疗效。对治疗原发性血小板减少性紫癜有一定效果。此外，甘草还具有降低高血压、胆固醇以及镇痛、解痉等功效。

注意事项

毒副作用

在传统医学上，甘草多属于使药，它有调和诸药的功能，而且很多传统药方都用甘草配搭。

市面上出售的零食如糖果、酸梅、橄榄等，有些是用甘草调制或混有甘草的。可是如果长期吃甘草，或是吃了大量的甘草，恐怕会有不良后果。

很多对甘草有认识的人都知道：过量的甘草会使尿量及钠的排出减少，身体会积存过量的钠（盐分）从而引起高血压；水分储存量增加，会导致水肿。同时，过多血钾流失引起的低血钾症，可导致心律失常、肌肉无力。电子显微镜观察表明:甘草能致心肌损伤。这些研究结果，早已在西方的医学文献刊出。

更有报告指出,它还可以影响脑部，病人会出现嗜睡的症状。

配伍禁忌

抗菌药：甘草及其制剂中含糖皮质激素类物质，大剂量的甘草与四环素族、红霉素、氯霉素等抗菌药同用，可降低这些药物的吸收率，如长期配伍同用还可引起二次感染。甘草还忌与异烟肼、两性霉素 B 长期配伍，以避免药物毒副作用增大。黄连素与甘草同用抑菌作用呈降低趋势。另外，临床中还有将抗菌消炎的头孢氨苄片与具有止咳祛痰作用的甘草合剂同用，结果出现了导致头孢氨苄片抗菌作用降低的报道。

水杨酸类及非甾体抗炎、解热、镇痛药：甘草所含的甘草酸经酶的作用可水解成甘草次酸和葡萄醛酸。甘草次酸的结构与肾上腺糖皮质激素相似，若与水杨酸衍生物合用，能使消化道的溃疡率增加。**曾有报道称，将复方甘草片与阿司匹林合用，使患者原有十二指肠溃疡面积增大，导致上腹部疼痛加剧，上消化道出血。这是由于阿司匹林对消化道黏膜有刺激作用，对原有溃疡者尤应慎用。甘草有糖皮质激素样作用，**与阿司匹林合用，可

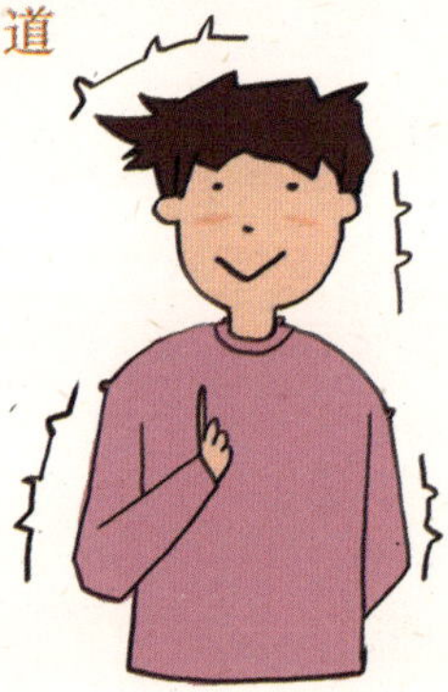

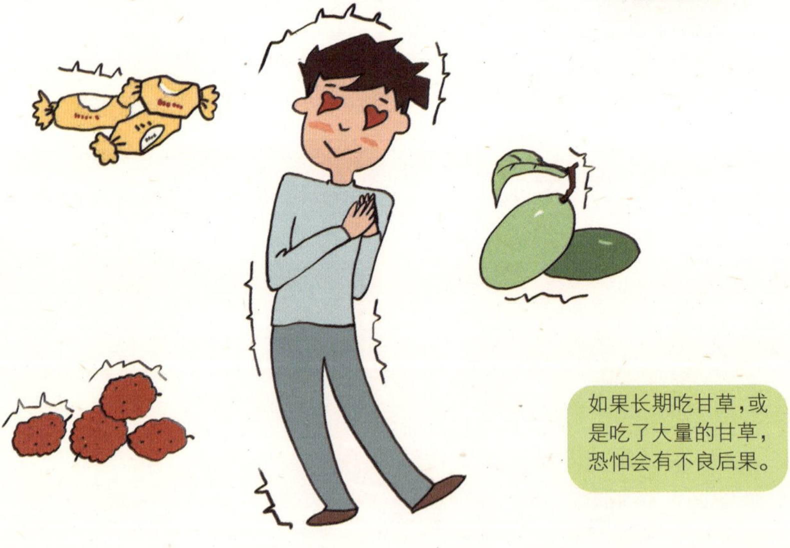

加重对消化道的刺激，故在用药上不宜联合应用。

降糖药：口服降糖药甲苯磺丁脲、降糖灵、优降糖、胰岛素等若与甘草配伍同服可降低降糖药的效果。因糖皮质激素能使氨基酸、蛋白质从骨骼中转移到肝脏，在相关酶的作用下使葡萄糖和糖原的产生增加，故有升高血糖的作用。甘草有糖皮质激素样作用，所以与降糖药在药理上是对抗的。有报道称降糖灵与甘草甜素片同服使患者血糖升高，病情加重。这是由于甘草甜素可影响降糖灵的降糖效果。此外，甘草的糖皮质激素样作用，还可增加肝糖原，升高血糖。

强心甙类药物：甘草具有去氧皮质酮样作用，可潴钠排钾，使体内钾离子减少，导致心脏对强心甙敏感性增加，从而发生中毒。临床上有炙甘草与洋地黄毒甙片同服，患者出现室早、二联律、一联律的报道。这是由于甘草能导致低血钾，与洋地黄毒甙片同服极易诱发洋地黄中毒反应发生。应避免二者联用或联用时适当补充钾盐。

利尿药：甘草的糖皮质激素样作用，能保钠排钾。若与排钾性利尿药如氢氯噻嗪、利尿酸、速尿、氯噻酮、乙酰唑胺等合用，能使血清钾离子浓度降低，易加重发生低血钾的危险，增加不良反应，如水肿、血压升高、全身无力，甚至可发生严重低钾性瘫痪。临床上出现过复方甘草片与双氢克尿噻片同服，导致患者浮肿加剧并出现尿潴留。原因是甘草次酸有排钾作用，能引起低血钾，双氢克尿噻片也能加速钾离子的排泄，故二者合用可引起低钾性水肿、尿潴留。应避免二者配伍使用或合用时加强补钾。

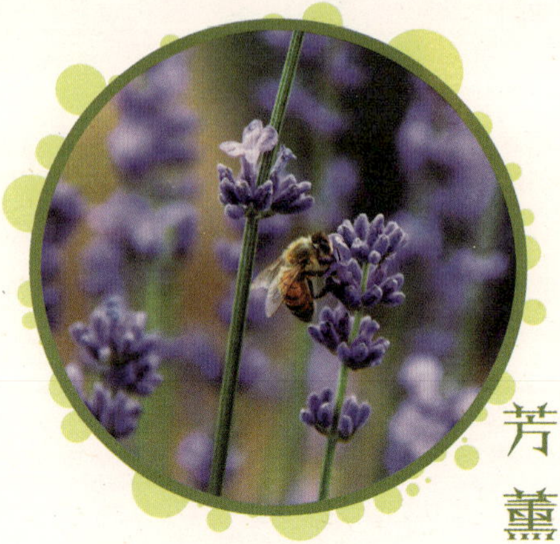

芳香药草之后——薰衣草

薰衣草属唇形科薰衣草属，原产于地中海沿岸、欧洲各地及大洋洲列岛，后被广泛栽种于**英国及南斯拉夫**。其叶形、花色优美典雅，蓝紫色花序颖长秀丽，是庭院中一种新的多年生耐寒花卉，适宜花径丛植或条植，也可盆栽观赏。**薰衣草在罗马**时代就已是相当普遍的香草，因其功效最多，被称为“香草之后”。自古就广泛使用于医疗上，茎和叶都可入药，有健胃、发汗、止痛之功效，是治疗伤风感冒、腹痛、湿疹的良药。

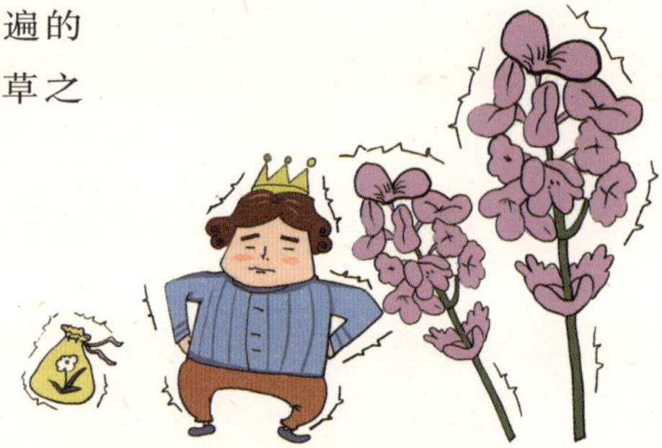

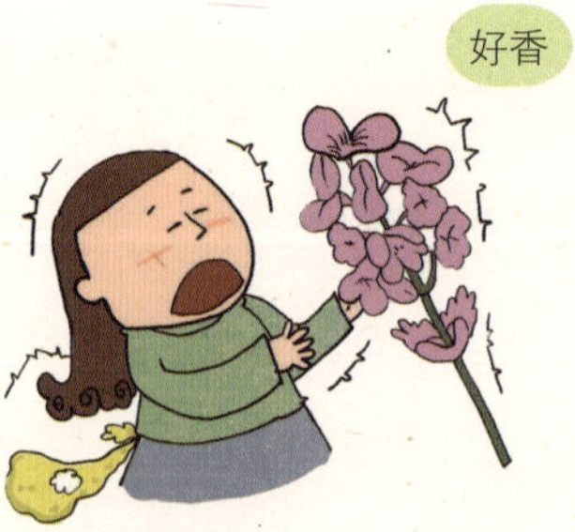

薰衣草在罗马时代就已是相当普遍的香草，因其功效最多，被称为“香草之后”。

药用价值

薰衣草精油因具有杀菌、止痛、镇静等功效，已被医药厂商用于以下原料药：

1.治疗头痛、失眠、外伤、杀菌、灼伤、关节痛、疤痕、呼吸系统疾病的原料药。

2.治疗暗疮、烧伤、蚊虫叮咬、牛皮癣、湿疹的原料药。

3.治疗调节荷尔蒙系统，生理期前后月经痛、关节痛、忧郁症、消化不良、减肥美体的原料药。

4.治疗初期感冒、咳嗽；促进毛细血管的血液循环，平稳血压的原料药。

5.治疗中枢神经疾病、焦虑、失眠等神经系统疾病的原料药。

薰衣草：保养治疗身体、放松身心、抚慰心灵、镇静安神。

薰衣草功效

1.提神醒脑，增强记忆；对学习有很大帮助。

2.缓解神经，怡情养性，具有安神、促睡眠的神奇功效。

3.促进血液循环，可治疗青春痘，滋养秀发。

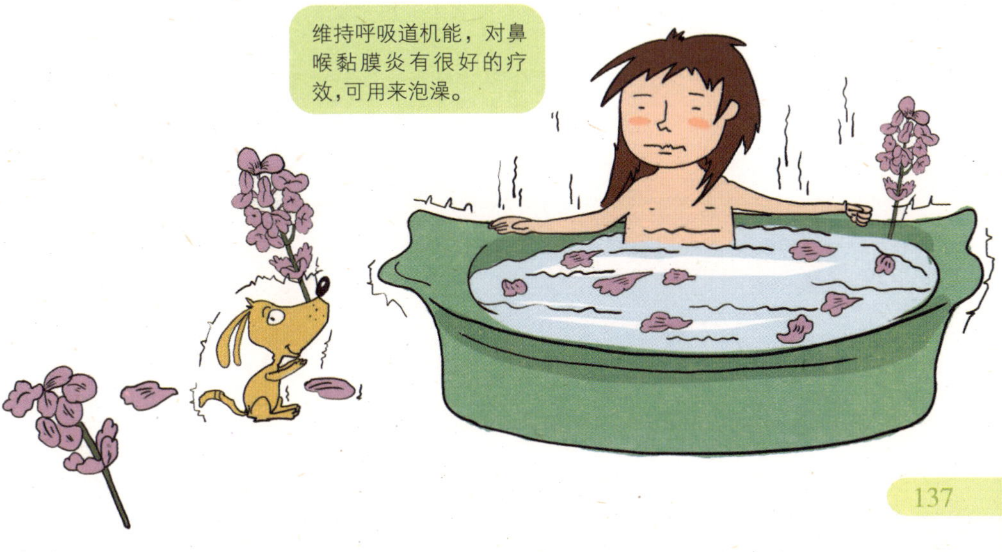

4.抑制高血压、鼻敏感、气喘等。

5.调节生理机能。

6.增强免疫力。

7.维持呼吸道机能，对鼻喉黏膜炎有很好的疗效，可用来泡澡。

8.可预防病毒性、传染性疾病。

9.去除异味、净化空气。

10.除蚁、除蟑、除螨，可放衣柜内、枕头下。

使用小贴士

1.面膜：取薰衣草粉10克，用水，或蛋清，或牛奶，调和成糊状。均匀涂于面部，20分钟后洗掉即可。

2.蒸脸：在做面膜之前，都要蒸脸的，以便打开毛孔，更好地吸收面膜。这时候，可将10克左右的薰衣草粉撒在蒸脸的器皿中。花香扑鼻，心旷神怡，镇静安神，舒缓神经，滋润皮肤。

3.泡浴：将约5克薰衣草粉撒到浴缸中。能够收缩全身皮肤，供给营养，香身美体，舒缓压力。

饮食宜忌

一般人都可食用，每次2～3克。低血压患者请适量食用，以免反应迟钝、想睡觉。薰衣草粉也是通经药，妇女怀孕初期应避免食用。

草本疗法

薰衣草已经被广泛用于药草学上，据说薰衣草油可以减轻和治疗昆虫的咬伤，而薰衣草的花束可以驱除昆虫。薰衣草油可以减轻头痛的症状。薰衣草常用来辅助入眠：将薰衣草的种子和花加到枕头内，可以帮助入眠；或是在睡前喝一杯薰衣草茶，在一杯热水中加入一点儿薰衣草油，有镇静、放松心情的效果。薰衣草油（或是萃取的精油）以一比十的比例，薰衣草油一，水及玫瑰水十，混合的稀释液，可以治疗粉刺。薰衣草油也可以用来治疗皮肤烧烫伤或发炎，有科学上的证据支持这种治疗方式，因为它有消炎的功效。

应用价值

基本价值

薰衣草是当今全世界重要的香精原料，还是良好的蜜源植物。薰衣草自古就广泛用于医疗上，茎和叶都可入药，有健胃、发汗、止痛之功效，是治疗伤风感冒、腹痛、湿疹的良药。其疗效广，可以治疗至少七十种疾病；分布广，易获取，在古时医疗缺乏的年代，被称为“穷人的草药”。薰衣草又名“宁静的香水植物”，花语是“芳香”。全株均具芳香，植株晾干后香气不变，花朵还可做香包。其香气能醒脑明目，使人舒适，还能驱除蚊蝇。放几棵干草在衣柜、书柜里，能驱虫防蛀，香味几年不散。1999 年，薰衣草被国际香草协会选为年度香草。薰衣草几乎没有病虫害，不用喷洒农药。

利用部分

以干燥或新鲜的花朵为主。收获时以剪刀剪取花序，一般以晴天上午 10 时为最佳收割期。欲保存则加以干燥备用，可直接放在室内薰香。在药理上，薰衣草具有安定神经、治疗失眠、促进食欲的功效，但一天食用的适用量在 3 ~ 5 克之间，精油则在 1 ~ 4 滴。若洗澡及薰香，则不在此限。

A：剪取开花的枝条可直接插于花瓶中观赏，干燥的花枝也可编成具有香气的花环。

B：以小布袋装约 100 克薰衣草，顺着热水流入浴缸，注意不要太热，太热会使皮肤排汗而无法吸收药效成分，洗完后全身散发清香、通体舒畅，再去睡个好觉，做个 SPA 就完成了。有助于血液循环，并有忌避蚊蝇的效果。

每当风吹起时，一整片的薰衣草田宛如深紫色的波浪，层层叠叠地上下起伏着，甚是美丽。中古时期，薰衣草在西欧社会里已被医疗单位广泛使用。在当时，薰衣草的杀虫抗菌效果早被肯定。以前的人通常把薰衣草香包放在橱柜中，用以驱虫。罗马人盛赞其抗菌力，用薰衣草来泡澡和清洁伤口。夏天沐浴后将它的润肤膏涂于全身，也可以用来抵抗蚊虫叮咬。

薰衣草的香气浓郁，令人感到安宁镇静、具有洁净身心的功效，古罗马人经常使用薰衣草来沐浴薰香，希腊人则将薰衣草用来治疗咳嗽。法国和其他一些西欧国家的厨师将它用在食品里，比如蛋糕装饰，或者将它浸泡在素油里。而它作为香水的原料也已经有许多年的历史，著名的法国香水“香奈尔 5 号”里的主要成分之一就是薰衣草油。近年来，它更是被广泛用于美容产品里，人们也十分喜欢它的芳香气息。

用于枕头

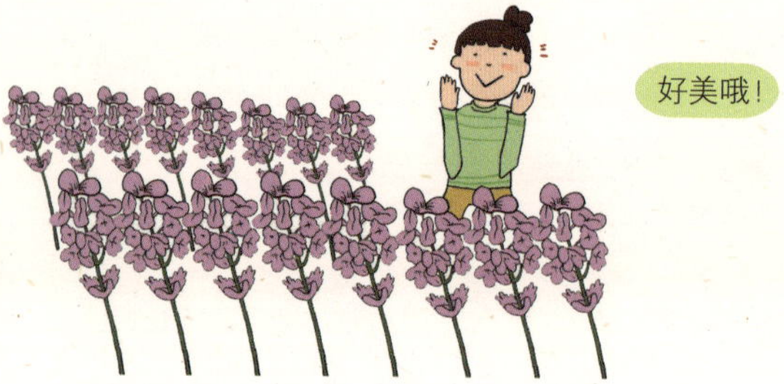

薰衣草枕头的主要功效：清香宜人、宁神镇静、放松身心、呵护安抚情绪。

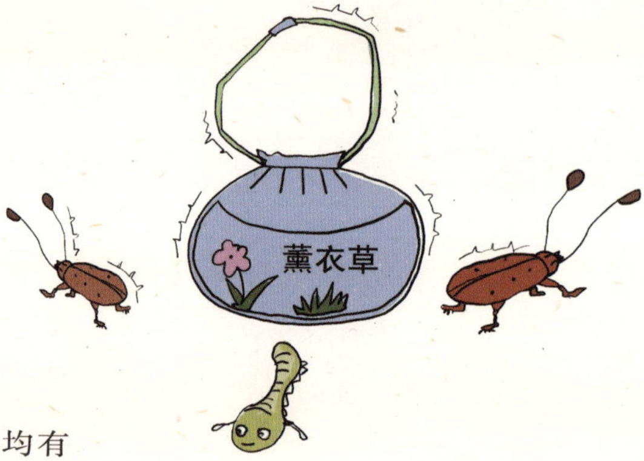

在民间医学中，薰衣草对疼痛、中风、麻痹等均有良好效果，由于其美丽的色彩及迷人的香味，薰衣草已渐渐走出传统药草的范畴。人睡眠时，头温使枕内药物的有效成分缓慢地散发出香气，香气凝聚于枕周尺余，通过口腔、咽腔黏膜和皮肤对药物吸收，达到疏通气血、闻香疗病的效果，让您在睡眠中达到养生的功效。

薰衣草花草茶

A.薰衣草是一种常绿的芳香灌木。细窄的叶片呈灰色绒毛状，花朵呈灰蓝色，长在细长的茎上。叶子、花、茎上布满了油脂腺，气味高雅芬芳。

B.薰衣草气味醇厚，愈来愈受到大众的欢迎。饮用薰衣草茶，可调节皮脂腺分泌并使之正常，有益于油性皮肤和油性发质，能改善睡眠，起到美容保健的作用；另外，薰衣草还广泛地用于调经、湿疹暗疮、减肥等领域。

C.薰衣草的品质鉴别主要在气味上。薰衣草的味道越浓郁，说明品质越好，而普通薰衣草则味道淡且香味不够醇厚，大家可以用鼻子来亲自鉴别一下！

注意事项：使用过程中不要与金属器皿接触，金属会与花草茶和天然药粉的药理成分产生化学反应，影响效果！

薰衣助眠茶

薰衣助眠茶的神奇配方早在古希腊、罗马时期就已现身。《圣经》中的这种配方经现代人研究发现：它富含挥发油、香豆素、单宁、类黄酮等，有花草植物配伍，少量可用于药用、改善失眠等方面，用途很广。渐渐地这种花

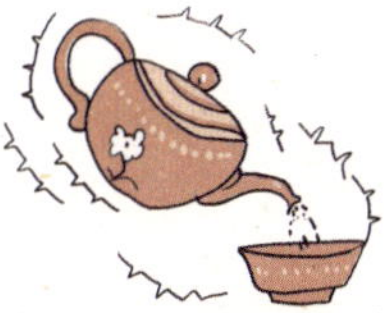

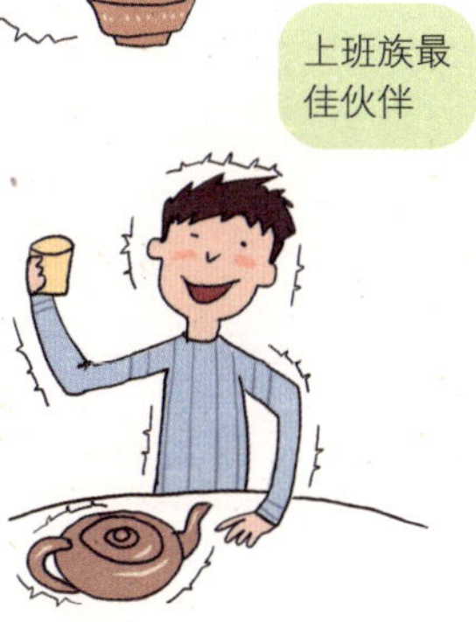

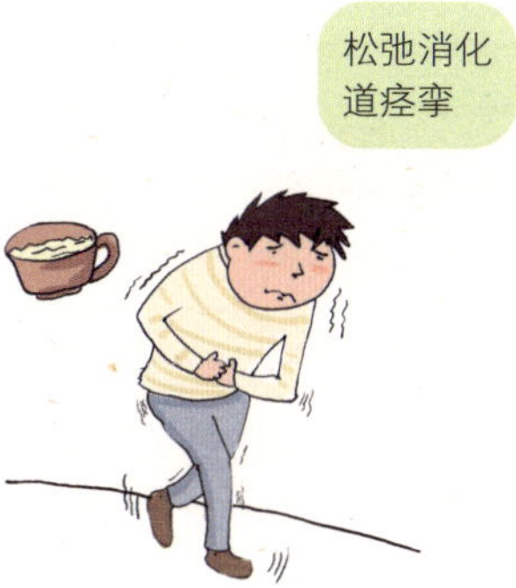

草配方在现实生活中得到广泛应用，薰衣草、百合、茉莉花等也开始广泛种植，人们日常饮用没有副作用，并具有镇静、松弛消化道痉挛、清凉爽快、帮助睡眠之功效！

薰衣草茶

薰衣草茶是以干燥的花蕾冲泡，取一大匙放进壶中，再倒入沸水，只需焖5分钟即可享用，不加蜂蜜和砂糖也甘香可口。

这道茶的浓香使人愉悦，不含副作用，并具有消除肠胃胀气、助消化、预防恶心晕眩、缓和焦虑及神经性偏头痛、预防感冒等诸多益处，沙哑失声时饮用也有助于恢复，所以有"上班族最佳伙伴"的美名。薰衣草茶初泡好时呈淡绿色，而后渐渐变成蓝色或紫色，若在茶汤中加数滴柠檬汁则转为粉红色，十分赏心悦目。怀孕时应注意用量，不可连续饮用。单独冲泡时，浓度不可超过两倍；混合冲泡时也以少量为宜。冲茶时不宜用金属杯子，否则影响效果。

其他应用

【薰衣草粉】

●功效

治疗青春痘、滋养秀发、止痛镇定、舒缓神经、调节内分泌、养颜美容、淡化疤痕、去痘印、改善睡眠、改善女性疾病、消除沮丧情绪。

●介绍

薰衣草是公认的最具有镇静、舒缓、催眠作用的植物。它能够舒缓紧张情绪、镇定心神、平心静气、愈合伤口、去疤痕；控油、再生、消炎、修复。

薰衣草属的种类繁盛，多数都开蓝紫色小花，也有粉红或白色的品种。古罗马人和波斯人很早即懂得利用新鲜的薰衣草做芳

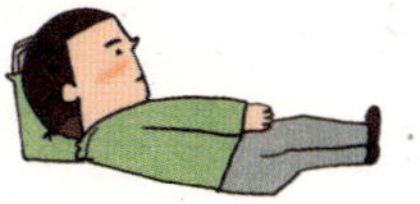

催眠

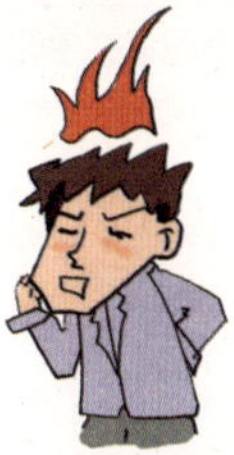

舒缓紧张情绪

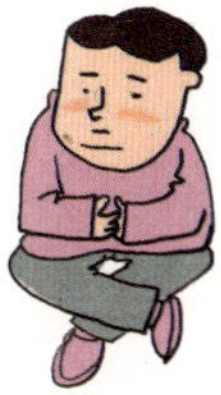

镇定心神，平心静气

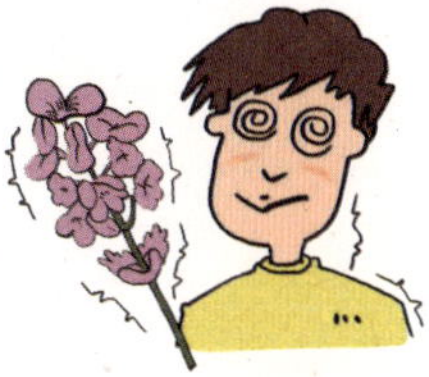

香气清新优雅

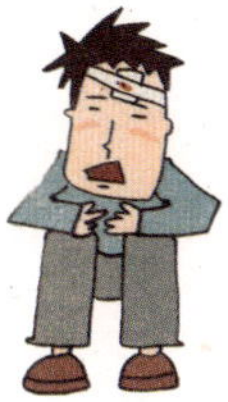

愈合伤口、去疤痕

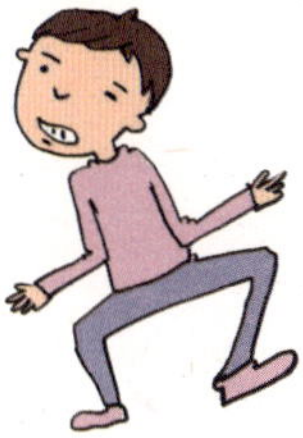

控油、再生、消炎、修复

香浴，用以消除疲劳和酸痛，换得一身神清气爽；其属名源于拉丁文的“Lavare”，即沐浴、清洗之意。

中世纪时，薰衣草被视为爱情的化身，象征纯洁与天真，它清新的气味和防虫的特性，引来大家广泛栽培。欧洲妇女即喜爱采收薰衣草，晒干后装在小布袋内，外出时再放于贴身处，借以防止外界细菌的感染。在战场上，薰衣草油常用来给伤口消毒。

薰衣草也常被用来作为美容及消炎用品，如将新鲜的薰衣草浸入热水用以蒸脸，有清洁皮肤、抗炎及均衡油脂分泌的功效；或煎出汁来敷抹刀伤、裂伤等，可预防感染及发炎；若加以研磨，覆在皮肤遭蜜蜂叮咬处，可以发挥轻微麻醉作用以消肿痛。制作成香包可代替樟脑丸放在橱柜内薰香兼驱虫。沐浴时在热水中放入干燥的薰衣草花，能使身体温暖并帮助睡眠（做成香枕也有同样的效果）。

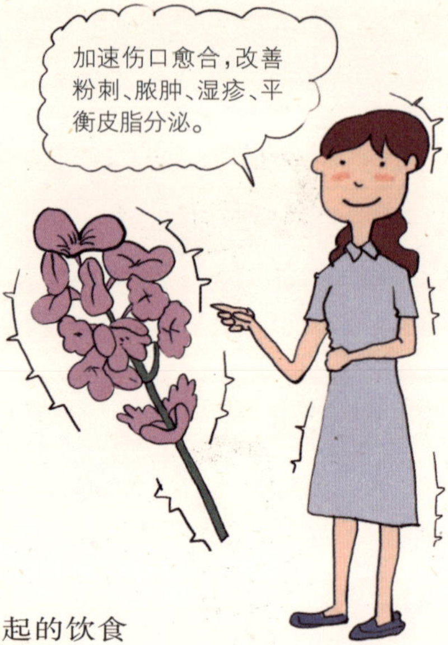

当体内遭受某种污染，或体质转为酸性时，最为明显的症状就是情绪紧张，焦躁不安。比如一到晚间就拼命吃零食，到了周末就全身懒散不想动的人，就是因情绪紧张引起的饮食失调。薰衣草味道香浓可安定神经、止痛镇定，对失眠头痛和心神不定有缓和作用。

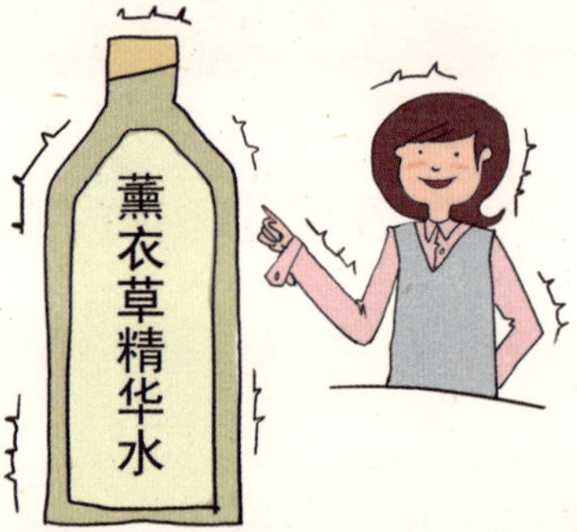

薰衣草精华水

● 功效

薰衣草能促进细胞再生、加速伤口愈合，改善粉刺、脓肿、湿疹、平衡皮脂分泌，对烧烫灼晒伤有奇效，可抑制细菌、减少疤痕。

● 介绍

薰衣草多用途精华水又称薰衣草万能水，其采用国际尖端三高新鲜提取技术，提取物经低温细菌灭活技术，不破坏有效成分，不添加防腐剂。薰衣草多用途精华水可以清热解毒、清洁皮肤、控制水油平衡、祛斑美白、祛皱嫩肤、祛除眼袋黑眼圈，还可促进受损组织再生恢复。

第六章

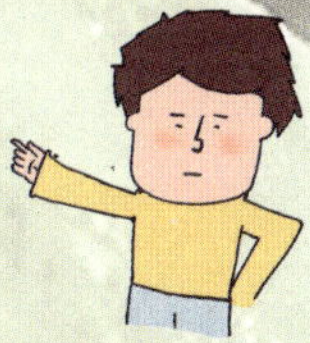

物美价廉的美容佳品

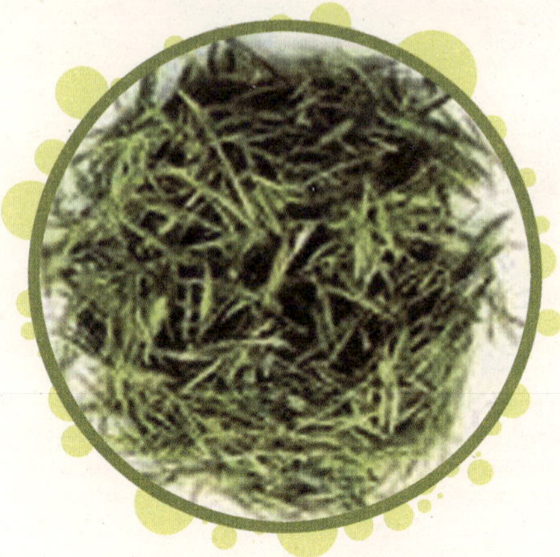

美白排毒的白茶

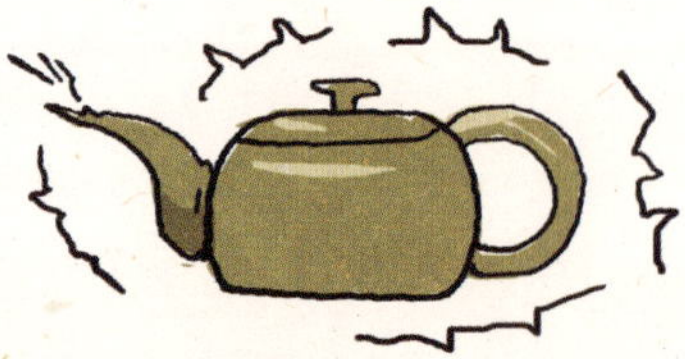

白茶为福建以及浙江安吉的特产，主要产区在福鼎、政和、松溪、建阳等地。白茶初制基本工艺是萎凋、烘焙（或阴干）、拣剔、复火等工序。**萎凋是形成白茶品质的关键工序。**白茶具有外形芽毫完整或形态自如花朵，满身披毫，毫香清鲜，汤色清中显绿，滋味清淡回甘的品质特点。

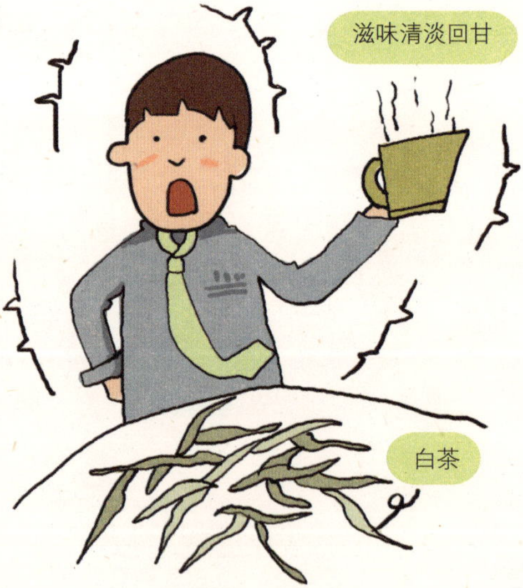

营养价值

白茶的功效与作用一：

白茶防癌、抗癌、防暑、解毒、治牙痛，尤其是陈年的白茶可用于患麻疹的幼儿的退烧药，其退烧效果比抗生素还好。

白茶的功效与作用二：

白茶含多种氨基酸，其性寒凉，具有退热、祛暑、解毒之功，在产区夏季啜一杯白牡丹茶水，很少人会中暑。因此，白牡丹是当地茶农夏季必备的白茶之一。在我国华北及福建产地被广泛视为治疗养护麻疹患者的良药。

白茶的功效与作用三：

白茶存放时间越长，其药用价值就越高。白茶中还含有丰富的维生素 A，它被人体吸收后，能迅速转化为维生素 A，维生素 A 能合成视紫红质，能使眼睛在暗光下看东西更清楚，可预防夜盲症与干眼病。同时白茶还有防辐射物质，对人体的造血机能有显著的保护作用，能减少电视辐射的危害。因此，在看电视过程中多喝一些白茶有百利而无一害，尤其是少年儿童更应提倡多喝白茶，有利于保护眼睛、健体。

白茶的功效与作用四：

专家指出，和绿茶、乌龙茶相比，白茶中的茶多酚含量较高，它是天然的抗氧化剂，可以起到提高免疫力和保护心血管等作用。白茶中还含有人体所必需的活性酶，可以促进脂肪分解代谢，有效控制胰岛素分泌量，分解体内血液中多余的糖分，促进血糖平衡。

白茶的功效与作用五：

专家认为，白茶的杀菌效果要强过绿茶。美国纽约佩斯大学博士最近指出，他和研究人员把白茶放入牙膏里，再涂在有细菌的实验台上。实验证明，混合有白茶的牙膏，杀菌能力显著增强。因此，多喝白茶有助于口腔的清洁与健康。

食疗价值

白茶的保健作用：

1.延缓肌肤衰老　白茶具有高效抗氧化功能，可强化肌肤抵抗力，防止外界环境对肌肤所引发的不适与提前出现老化问题，让肌肤保持持久光滑。

2.美白排毒　白茶中的多酚成分有效压制游离基活动，能提高人体排毒和防御功效。

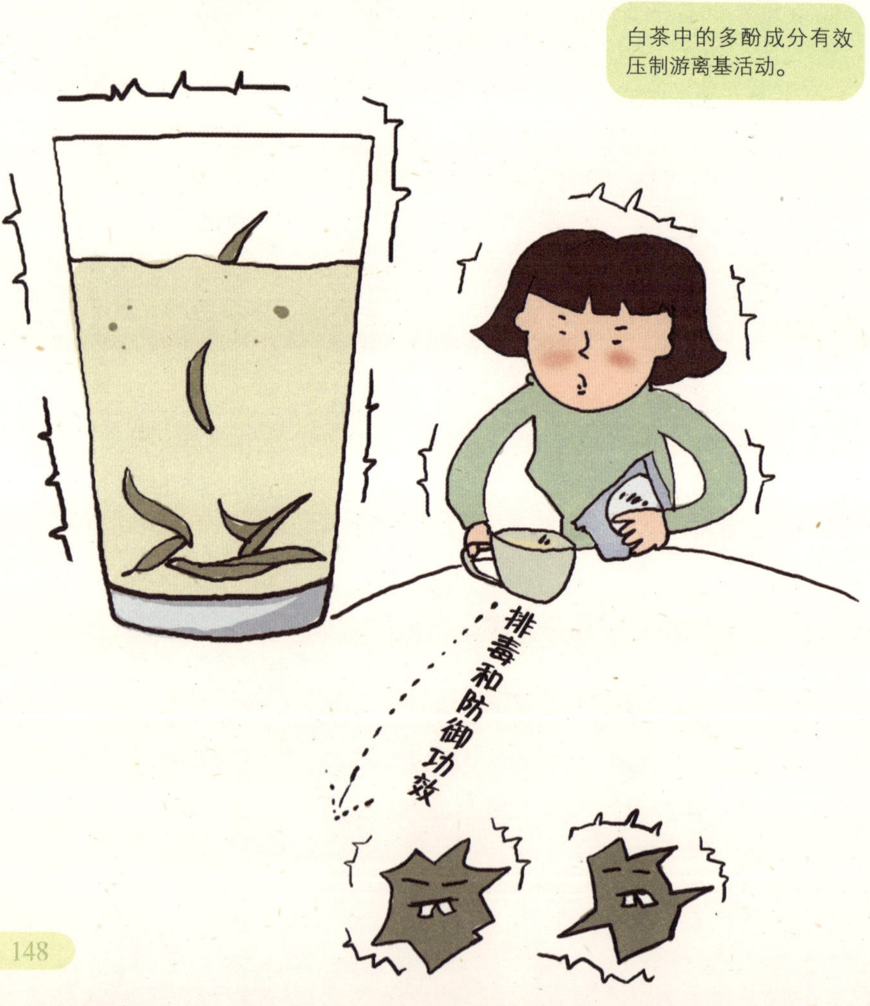

3.白茶除了含有其他茶叶固有的营养成分外，还含有人体所必需的活性酶，国内外医学研究证明，长期饮用白茶可以显著提高人体内脂酶活性，促进脂肪分解代谢，有效控制胰岛素分泌量，延缓葡萄糖的肠吸收，分解体内血液中多余的糖分，促进血糖平衡。

茶叶用途简介

1.坚固牙齿

茶叶中含氟量较高，这对预防龋齿、护齿、健齿，都是有益的。

2.防辐射

茶叶中的脂多糖具有防辐射功效，具备吸收放射性物质锶 90 和钴 60 毒害的能力。

3.降血压

茶叶加工形成的 a- 氨基丁酸具有降血压的作用。

4.解毒

神农尝百草，遇七十二毒，得茶而解之。

5.抗癌

绿茶中的多酚类化合物可以对一种参与特定癌症形成的分子起到抑制作用。

6.瘦身

英国一份营养调查结果显示，长期享用下午茶的女人更苗条。据了解，茶含有脂肪酸，具有除脂解腻的功效。

7.防口腔异味

茶叶中所含的单宁酸具有杀菌作用，能阻止食物渣屑繁殖细菌，从而有效防止口腔异味。

8.延年益寿

茶叶中微量元素锰、锌、硒，维生素 C、P、E 及茶多酚类物质，能清除氧自由基，抑制脂质过氧化，因而经常饮茶确有一定的延年益寿之功。

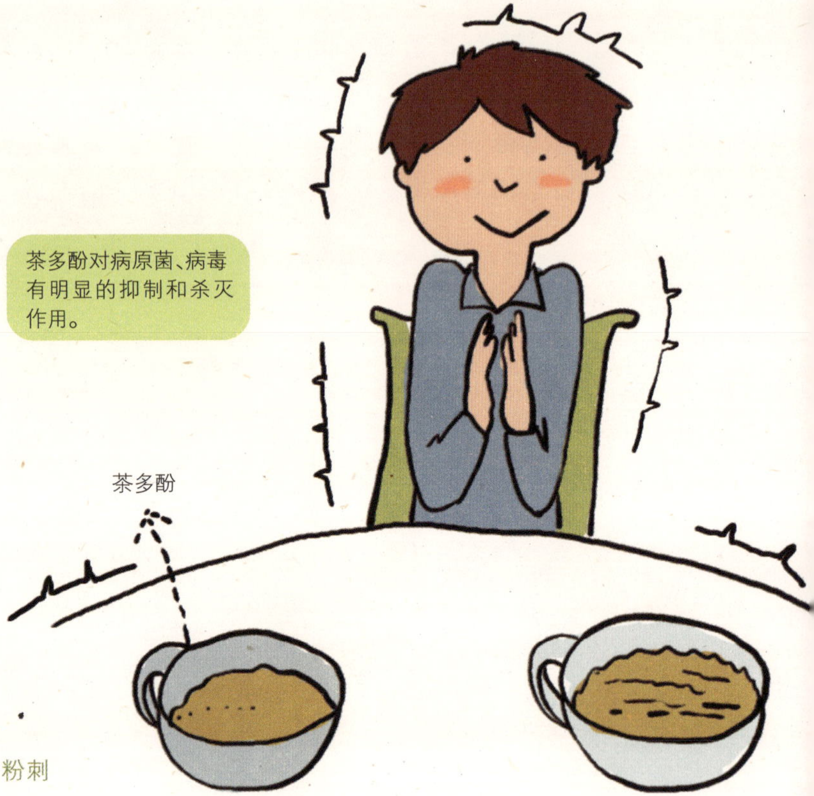

9.治疗粉刺

茶叶具有抗菌、消炎和减少激素活动的作用，成为治疗粉刺的上佳选择。

10.明目

茶叶中的维生素 C 等成分，能降低眼睛晶体混浊度，经常饮茶对减少眼疾、护眼明目均有积极的作用。

11.抗衰老

茶中维生素 E 是一种抗氧化剂，可以阻止人体中脂质的过氧化过程，因此具有抗衰老的效应。

12.护肝

茶叶中维生素 K 含量为每克成茶 300～500 国际单位，维生素 K 可促进肝脏合成凝血素。

13.降血糖

茶叶中几种多糖的复合物和茶叶脂质组分中的二苯胺，具有降血糖的功效。

14.抑制心血管疾病

茶多酚，有助于使这种斑状增生受到抑制，使形成血凝黏度增强的纤维蛋白原降低，凝血变清，从而抑制动脉粥样硬化。

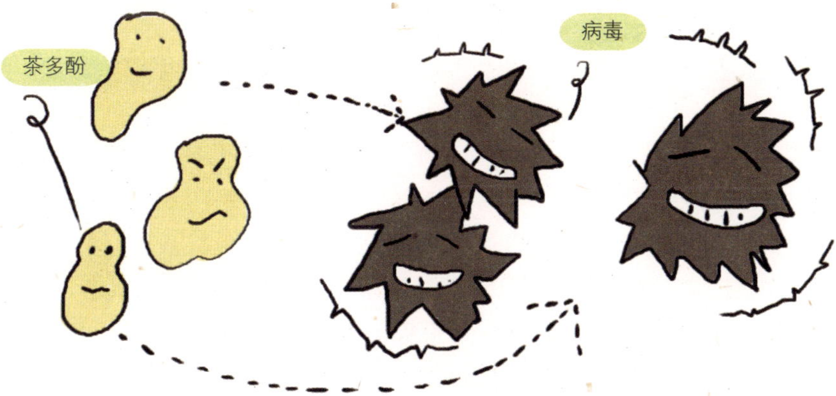

15.抵抗病毒菌

茶多酚有较强的收敛作用，对病原菌、病毒有明显的抑制和杀灭作用。

16.美容护肤

茶多酚是水溶性物质，用它洗脸能清除面部的油垢，收敛毛孔，具有消毒、灭菌、抗皮肤老化，减少日光中的紫外线辐射对皮肤的损伤等功效。

17.醒脑提神

茶叶中的咖啡碱能促使人体中枢神经兴奋，增强大脑皮层的兴奋过程，起到提神益思、清心的效果。

18.助消化

茶叶中的咖啡碱能提高胃液的分泌量，可以帮助消化，增强分解脂肪的能力。

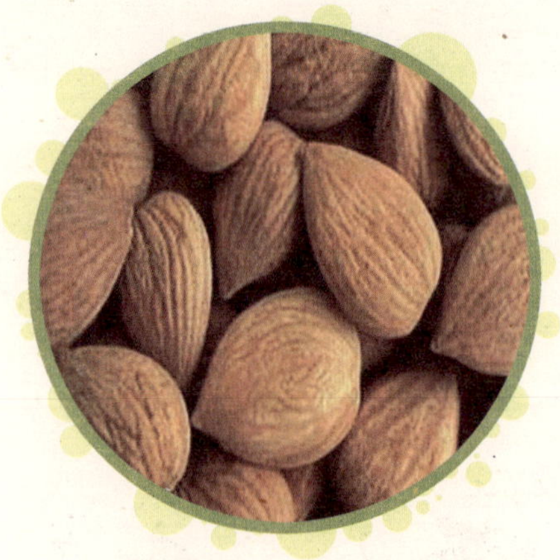

润燥祛斑的首选——杏仁

根据肺合皮毛理论，在临床上对某些皮肤疾病可从宣肺法论治，配伍食用杏仁，**常获捷效**。现代研究证明，苦杏仁中所含的脂肪油可使皮肤**角质层软化，润燥护肤，**有保护神经末梢血管和组织器官的作用，并可杀灭细菌。此外，被酶水解所生成的氰化氢能够抑制体内的活性酪氨酸酶，促进皮肤微循环，使皮肤红润光泽，消除色素沉着、雀斑、黑斑等，从而达到**美容的效果**。

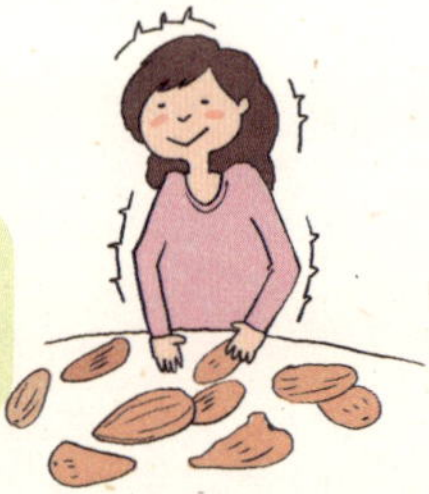

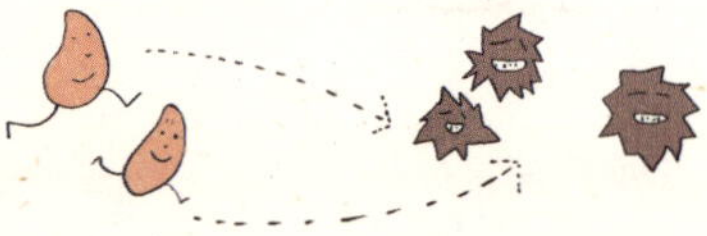

核仁含有20%的蛋白质，不含淀粉，磨碎、加压后榨出的油脂大约是本身重量的一半，杏仁油为淡黄色，虽然没有香味，但具有软化皮肤的功效，对皮肤紧致抗衰有特效。

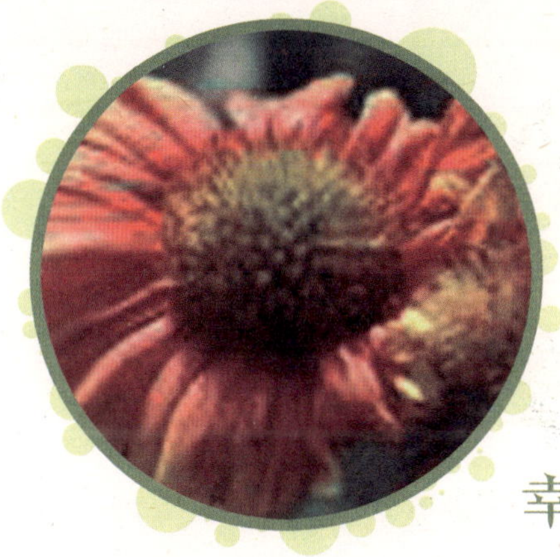

幸福护眼的矢车菊

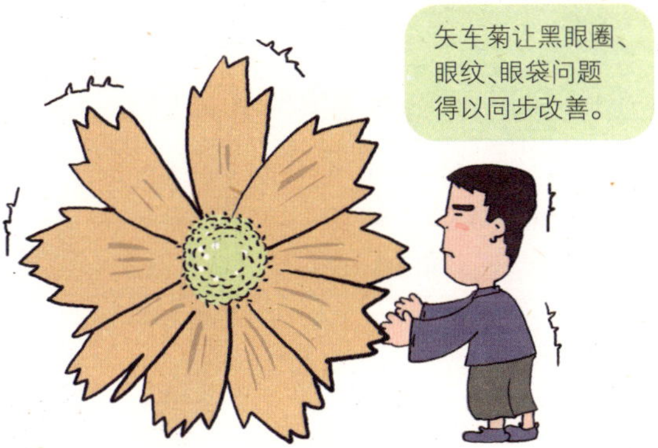

象征幸福的矢车菊的故乡在欧洲。它原是一种野生花卉，经过人们多年的培育，它的**“野”**性少了，花变大了，**色泽变多了，**有紫、蓝、浅红、白色等品种，**其中紫、蓝色最为名贵。**此种既是一种观赏植物，同时也是一种良好的蜜源植物。花朵可以利尿，全草浸出液可以明目。瘦果含油率约为28%，能够改善眼部浮肿现象，补充水分及养分，让黑眼圈、眼纹、眼袋问题得以同步改善，双眸更加明亮动人，时刻活力再现。

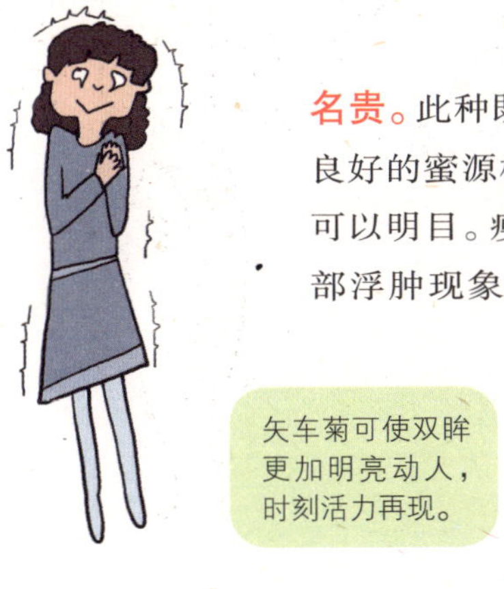

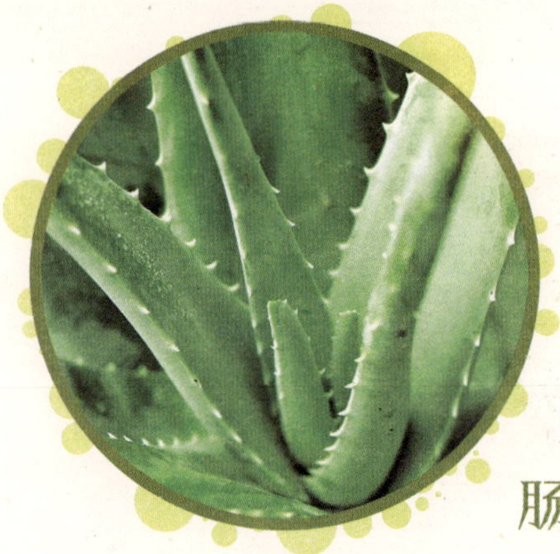

肠道卫士——芦荟

芦荟原产于非洲，在3 000年前的古埃及治疗书中就有应用记载。

其中，翠叶芦荟具有伤口康复、治疗皮疹、改善皮肤敏感、修复晒伤、排毒养颜等功能，成为最广泛应用于个人护理、保健产品中的天然植物之一。芦荟提取的部分为翠叶芦荟的叶及叶内的胶质，适合添加于晒伤、烧伤治疗的凝胶类产品中；敏感肌肤消炎、保湿润肤产品中也广泛运用。芦荟能极好地清除肠道、肝脏毒素和清理血管。芦荟中含有多种植物活性成分及多种氨基酸、维生素、多糖和矿物质成分，其中芦荟素可以极好地刺激小肠蠕动，把肠道毒

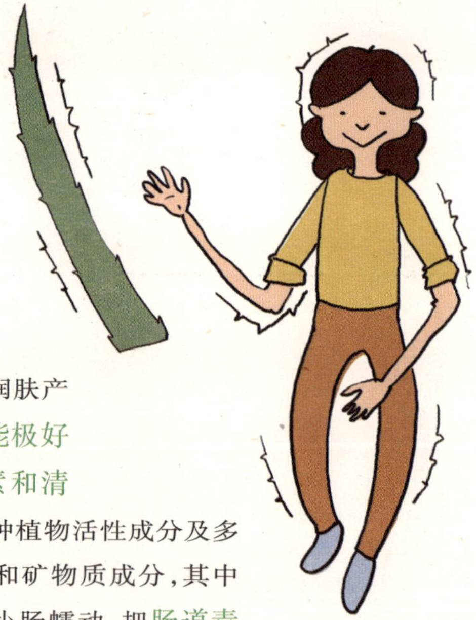

素排出去。

现代社会的污染太多，由于天然食品和美容护肤品未受污染，所以对人体健康有利。

其中最典型的就是芦荟，既是健康食品，又是美容佳品。

虽然芦荟对人体确实有不少神奇美妙的作用，但是，芦荟有500多个品种，可以入药的只有十几种，可以食用的只有几个品种。

不同品种的芦荟，药性、药效有很大差别，不同体质的人使用芦荟会产生不同的效果。

湿润美容作用

芦荟多糖和维生素对人体的皮肤有良好的营养、滋润、增白作用。**尤其是令青春少女最烦恼的粉刺，芦荟对消除粉刺有很好的效果。芦荟大黄素等属蒽醌甙物质，这类物质能使头发柔软而有光泽、蓬松舒爽，且具有去头屑的作用。因此，芦荟美容霜、芦荟护肤霜、芦荟染发膏等芦荟化妆品占了欧洲化妆品市场的80％。**

抗衰老作用

芦荟中的黏液是防止细胞老化和治疗慢性过敏的重要成分。**黏液素存在于人体的肌肉和胃肠黏膜等处，让组织富有弹性，如果黏液素不足，肌肉和黏膜就会因丧失了弹性而僵硬老化。如果构成人体的细胞黏液素不足，细胞就会逐渐衰弱，失去防御病菌、病毒的能力。**

防晒作用：

芦荟中的天然蒽醌甙或蒽的衍生物，能吸收紫外线，防止皮肤红、褐斑产生。

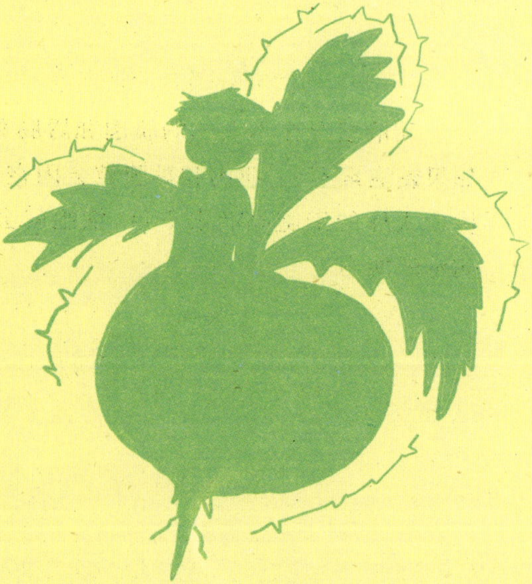